レビー小体型認知症

―臨床と病態―

井関栄三／編著
順天堂大学医学部附属
順天堂東京江東高齢者医療センター
精神医学教授

Dementia with
Lewy Bodies

中外医学社

執筆者一覧 (執筆順)

井関 栄三	順天堂大学医学部附属順天堂東京江東高齢者医療センター・精神医学教授・PET/CT認知症研究センター臨床研究部門長
村山 憲男	北里大学医療衛生学部・精神保健学准教授 順天堂大学医学部附属順天堂東京江東高齢者医療センター・PET/CT認知症研究センター臨床心理士
藤城 弘樹	名古屋大学医学部大学院・睡眠医学寄付講座講師 順天堂大学医学部附属順天堂東京江東高齢者医療センター・PET/CT認知症研究センター臨床研究部門
千葉 悠平	横浜市立大学医学部・精神医学助教 順天堂大学医学部附属順天堂東京江東高齢者医療センター・PET/CT認知症研究センター臨床研究部門
笠貫 浩史	順天堂大学医学部附属順天堂東京江東高齢者医療センター・精神医学准教授・PET/CT認知症研究センター臨床研究部門
太田 一実	順天堂大学医学部附属順天堂東京江東高齢者医療センター・PET/CT認知症研究センター臨床心理士

序

　本書を刊行するにあたり，ここに至る経緯を述べてみたい．現在，私は順天堂東京江東高齢者医療センターの認知症専門外来と早期診断のための物忘れドックで認知症患者を診ているが，そのうちの2割あまりがレビー小体型認知症（DLB）であり，この他にDLBに進む可能性の高い前駆状態の患者もいる．これは，私が初めてDLB患者を診察した1990年頃を考えると驚くべきことである．

　当時，私が所属していた横浜市立大学精神医学教室に小阪憲司教授が赴任してこられたが，私は小阪先生が見出されたびまん性レビー小体病（DLBD）については，神経病理を専門としていた関係で剖検例は目にしていたが，臨床の現場では診たことがなかった．小阪先生にDLBDの臨床的特徴を教えていただいた上で診察すると，次々にDLBDと診断される患者が現れ，DLBDと臨床診断した患者が剖検によりDLBDであったと証明できたときはうれしかった．ただし，当時のDLBDは，認知症専門医や神経病理学者の一部で知られるのみであった．その後，私は講師，助教授として，若手研究者とともにDLBDの臨床・病理学的研究を進めた．この間，1996年にDLBの臨床・病理診断基準が発表され，DLBDが基となったDLBは認知症専門医の間でよく知られるようになり，2005年に改訂版臨床・病理診断基準ができてからは，一般医にも知られるようになった．さらに小阪先生のご努力でDLB研究会が開催され，家族の会も結成されるようになり，現在DLBはアルツハイマー型認知症（AD）に次いで多い高齢者の認知症として，一般人にもよく知られるようになっている．

　私は2004年に現在の施設に移ってからは，グループの若手研究者とともにDLBの画像診断や神経心理などの臨床研究に力を入れている．本書は，これらの研究者と共同執筆をしており，DLBを様々な観点から扱いながらも，共通した考え方のもとにまとめられている．この中には，これまで積み上げられてきた知見に加えて，DLBの前駆状態・早期診断など，私たちが初めて明らかにした最新の知見も盛り込んでいる．本書は，若手専門医向けに書かれたものであり，今後のDLBの診断と治療に役立てていただけることを期待している．

2014年5月

井関栄三

目　次

I 概念・歴史　　　　　　　　　　　　　　　　　（井関栄三）　1
 A　概念 …………………………………………………………… 1
 B　歴史 …………………………………………………………… 2

II 疫学・遺伝　　　　　　　　　　　　　　　　　（井関栄三）　13
 A　疫学 …………………………………………………………… 13
 B　遺伝 …………………………………………………………… 15

III 臨床症状　　　　　　　　　　　　　　（井関栄三，村山憲男）　19
 A　必須症状 ……………………………………………………… 20
  1）記憶障害 ………………………………………………… 20
  2）他の認知機能障害 ……………………………………… 20
 B　中核症状 ……………………………………………………… 21
  1）認知機能の動揺 ………………………………………… 22
  2）幻視 ……………………………………………………… 22
  3）パーキンソニズム ……………………………………… 26
 C　示唆症状 ……………………………………………………… 28
  1）レム睡眠行動障害 ……………………………………… 28
  2）抗精神病薬に対する過敏性 …………………………… 29
 D　支持症状 ……………………………………………………… 29
  1）繰り返される転倒や失神，一過性の意識障害 ……… 29
  2）自律神経症状 …………………………………………… 29
  3）幻視以外の幻覚，妄想 ………………………………… 30
  4）抑うつ …………………………………………………… 31

Ⅳ 臨床経過・予後　　　　　　　　　（井関栄三，村山憲男）　37

- A　臨床経過 … 37
  - 1）前駆期 … 37
  - 2）初期 … 38
  - 3）中期 … 38
  - 4）後期 … 39
- B　予後 … 39
- C　症例呈示 … 40
  - 症例1　82歳，男性 … 40
  - 症例2　65歳，男性 … 43

Ⅴ 診断　47

1．臨床診断基準・診断法 … （藤城弘樹，井関栄三）　47
- A　病歴聴取と精神・神経学的診察 … 47
  - 1）既往歴の重要性 … 47
  - 2）必須症状について … 49
  - 3）中核症状について … 49
  - 4）示唆症状について … 50
  - 5）支持症状について … 51
  - 6）前駆症状について … 52
- B　DLBの診断を支持しない特徴と鑑別診断 … 53
- C　DLBの1年ルール … 53
- D　臨床診断を正しく行うために考慮すべきこと … 53

2．前駆状態・早期診断 … （千葉悠平，井関栄三）　57
- A　DLBの前駆状態 … 57
- B　前駆症状に注目した早期診断 … 59
- C　早期診断に有用な検査 … 60
  - 1）神経心理学的検査 … 60
  - 2）画像診断学的検査 … 63

	D	DLBのリスクファクター	64
	E	症例呈示	64
		症例1　70歳，男性	64
		症例2　71歳，女性	67

(付記) DSM-5　　　　　　　　　　　　　　(千葉悠平，井関栄三)　71

	A	NCDLBの診断基準の概要	71
	B	NCDLB診断基準の解説	73
	C	NCDLBを支持する所見	74
	D	NCDLBのコード	74

Ⅵ 検査　　77

1．神経心理学的検査　　(村山憲男，井関栄三)　77

	A	DLBの神経心理学的特徴とその検査法	77
		1) 進行性の認知機能障害	77
		2) 認知機能の動揺	81
		3) 幻視	81
		症例 「Ⅳ．臨床経過・予後」の症例1	87
		4) パーキンソニズム	89
	B	神経心理学的検査によるDLBの早期発見	89
		1) 軽度認知障害とは	89
		2) 軽度認知障害の神経心理学的検査	90
		3) 他の認知機能障害に対する早期からの神経心理学的検査	91
		4) 幻視に対する早期からの神経心理学的検査	92

2．画像診断学的検査　　(笠貫浩史，井関栄三)　97

	A	脳形態画像所見	97
	B	脳機能画像所見	98
		1) 脳FDG-PET画像とSPECT画像	98
		2) Neurotransmitterをトレーサーにした画像	101
		3) アミロイドイメージング	103

C　心筋シンチグラフィー ……………………………………… 104
3．その他の検査 ……………………………（笠貫浩史，井関栄三）109
　　　A　心拍変動解析 …………………………………………………… 109
　　　B　他の心血管系機能評価法 ……………………………………… 110
　　　C　高炭酸換気応答検査 …………………………………………… 110
　　　D　発汗機能評価 …………………………………………………… 111

Ⅶ　治療　　　　　　　　　　　　　　　　　　　　　　　　　　113

1．治療の考え方 ……………………………………（井関栄三）113
2．薬物療法 ………………………………（笠貫浩史，井関栄三）115
　　　A　認知機能障害に対する薬物療法 ……………………………… 115
　　　B　BPSD に対する薬物療法 ……………………………………… 117
　　　　　1）抗認知症薬の効果 ………………………………………… 118
　　　　　2）非定型抗精神病薬の効果 ………………………………… 119
　　　　　3）漢方薬の効果 ……………………………………………… 121
　　　　　4）Ramelteon の可能性 ……………………………………… 121
　　　　　5）レボドパの与える影響 …………………………………… 121
　　　C　不安・抑うつに対する薬物療法 ……………………………… 122
　　　D　睡眠障害に対する薬物療法 …………………………………… 123
　　　E　パーキンソニズムに対する薬物療法 ………………………… 124
　　　　　1）抗認知症薬のパーキンソニズムへの影響 ……………… 124
　　　　　2）レボドパの効果 …………………………………………… 124
　　　F　自律神経症状に対する薬物療法 ……………………………… 125
3．非薬物療法・ケア ……………………………（太田一実，井関栄三）131
　　　A　認知症全般に対する非薬物療法・ケア ……………………… 131
　　　　　1）回想法 ……………………………………………………… 131
　　　　　2）芸術療法 …………………………………………………… 132
　　　　　3）リアリティ・オリエンテーション ……………………… 134
　　　　　4）パーソンセンタードケア ………………………………… 135
　　　　　5）運動療法・リハビリテーション ………………………… 137

B	家族への心理教育・介入…………………………………	138
C	DLB の中核症状に対する非薬物療法・ケア……………	139
	1）幻視…………………………………………………	139
	2）パーキンソニズム…………………………………	142
	3）認知機能の動揺……………………………………	143

VIII 病態・病理　　　　　　　　　　（藤城弘樹，井関栄三）　147

A	DLB の病理学的特徴…………………………………………	148
	1）レビー小体…………………………………………	148
	2）レビー神経突起……………………………………	149
	3）海綿状変化…………………………………………	149
	4）アルツハイマー病理………………………………	149
B	各臨床症状の病理学的対応…………………………………	150
	1）認知機能障害………………………………………	150
	2）認知機能の動揺……………………………………	151
	3）幻視…………………………………………………	151
	4）パーキンソニズム…………………………………	152
	5）レム睡眠行動障害…………………………………	153
	6）抗精神病薬に対する感受性の亢進………………	153
	7）基底核ドパミントランスポーター取り込みの低下………………………………………………	154
	8）自律神経障害………………………………………	154
	9）体系化された妄想…………………………………	155
	10）抑うつ………………………………………………	156
	11）CT/MRI 画像における比較的保持された側頭葉内側………………………………………	156
	12）SPECT/PET 画像での後頭葉の機能低下…………	156
C	DLB の病理診断基準…………………………………………	157
D	PD Braak ステージと臨床症状……………………………	158
E	加齢性変化および他の神経変性疾患のレビー病理………	160

F	アミロイド沈着とDLB/PDDとの関係		160
G	DLBの前駆状態と病理学的背景		164

索引……………………………………………………………………… 169

I. 概念・歴史

A 概念

　レビー小体型認知症（dementia with Lewy bodies：DLB）は，比較的新しい疾患概念であり，1995年に開かれた第1回国際ワークショップで提唱され，疾患概念とともに臨床および病理診断基準が作成されて1996年のNeurologyに掲載[1]されて以来，臨床医の間でもよく知られるようになった．2003年の第3回国際ワークショップでは臨床および病理診断基準の改定がなされて2005年のNeurology に掲載[2]され，現在まで臨床および病理診断に幅広く用いられている．DLBは，小阪らによって1980年に提唱されたレビー小体病（Lewy body disease）[3]や1984年に提唱されたびまん性レビー小体病（diffuse Lewy body disease：DLBD）[4]を基礎としている．DLBは，現在欧米ではアルツハイマー型認知症（Alzheimer's disease：AD）に次いで2番目に多い認知症とする報告が増え，本邦でもAD，血管性認知症（vascular dementia：VaD）とともに3大認知症といわれるようになった．

　このようにDLBは臨床・病理学的疾患概念であり，一言でいうと，進行性の認知機能障害に加えて，特有の精神症状とパーキンソニズムを示す変性性認知症であり，病理学的には大脳，脳幹から自律神経系に及ぶ神経細胞脱落とレビー小体の出現を特徴とする．このようなDLBの概念をよりよく理解するために，1995年の国際ワークショップで議論されたDLBの疾患概念と命名に至る道筋を，1996年のNeurologyの記載[1]に基づいて以下に示す．

　最近の神経病理学的研究は，認知症高齢者の脳幹や大脳皮質にレビー小体を有する症例を報告しており[5-8]，これらは認知症高齢者剖検例の15〜25％に認められ，レビー小体を伴わないADについで最も大きな病理グループとなっている．レビー小体の好発部位は，脳幹，皮質下核，辺縁系皮質，大脳皮質であり[4,7]，脳幹や皮質下核のレビー小体は，神経細胞の細胞質内にあってHE染色により楕円形でエオジン好性に染まる封入体であり，従来は特発性パーキンソン病（Parkin-

Ⅰ. 概念・歴史

son's disease：PD）の病理学的指標として同定された．一方，大脳皮質のレビー小体は，境界不明瞭で，HE 染色などの通常染色では同定が困難であった．皮質にレビー小体をもつ症例では，ある程度の AD 病理，特に β アミロイド沈着やびまん性老人斑が多くの例で認められるが，神経原線維変化は比較的少数に限られている[9]．レビー小体と AD 病理の相対的な重要性の解釈により，これらの症例は様々な名称でよばれてきた．すなわち，diffuse Lewy body disease[4,5,10]，AD with PD changes[11]，senile dementia of Lewy body type[7]，Lewy body variant of AD[8]，dementia associated with cortical Lewy body[12]などである．これらの名称は，おそらく臨床・病理学的に多様性を有する症例の類似のグループを現していると考えられる．今回のワークショップでは，これらの症例に対する包括的な名称として dementia with Lewy bodies（DLB）を用いることを提唱する．ここで議論された DLB の病理診断基準は，レビー病理と合併する他の変性性ないし血管性病理との症状形成における相対的な重要性を特定することなく，病理学的にレビー小体の存在を認めることに基づいている．

　いかなる特定の臨床症状が DLB に伴うかを決定するためにこれまでになされてきた予備的な試みは，剖検例のケースレポートの記載に基づいている[4,5,7]．初期の操作的診断基準[12,13]は，AD より DLB を示唆する重要な症状として，時にせん妄を伴う認知機能の動揺，顕著な精神症状，とくに幻視，特発性ないし抗精神病薬に対する過敏性によって生ずる錐体外路症状（パーキンソニズム）があげられている．ここで議論された DLB の臨床診断基準では，進行性の認知機能障害が必須であり，認知機能の動揺，繰り返しよく形成された幻視，特発性のパーキンソニズムを DLB に特徴的な症状としてあげている．

B 歴史

　DLB の歴史については，以下に小阪の総説[14]にほぼ沿った形で概観する．
　パーキンソン病（PD）は，1817 年に Parkinson による"Shaking Palsy"のなかでその臨床像が初めて記載され[15]，19 世紀末に Charcot によって PD と命名された．一方，PD の神経病理の基礎は 1912 年に Lewy（図 1）によるレビー小体の発見に始まった[16]．1919 年にレビー小体と名づけた Tretiakoff により PD では黒質病理が重要であることが指摘された[17]．その後，1950 年代に Greenfield と Bosanquet[18]，次いで Bethlem と Den Hartlog[19]によって PD では黒質や青斑核などの脳幹諸核にレビー小体が好発することが指摘され，PD の病理像が確立さ

B 歴史

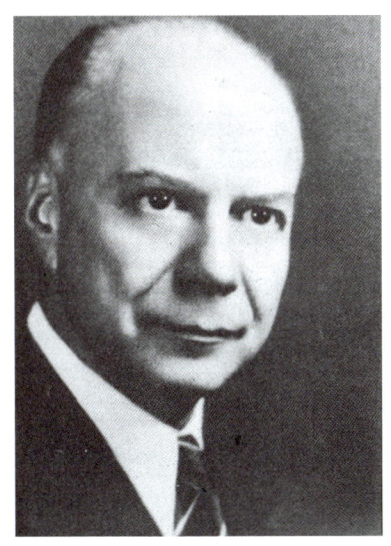

図 1 ● Friedrich Heinrich Lewy

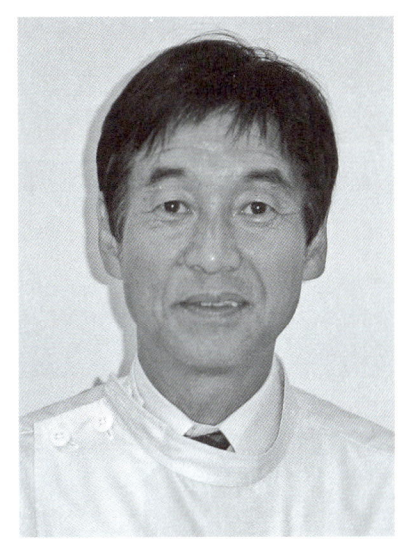

図 2 ● 小阪　憲司

れた．その後，PD の研究が進み，Carlsson[20]や Sano[21]によりドパミン異常が明らかにされ，レボドパ（levodopa）による薬物療法が始まった．

　Parkinson は PD では認知機能は障害されないと記載したこともあり，PD の精神症状，とくに認知症が注目されるようになったのは1970年代になってからである．当時，レビー小体は大脳皮質には出現しないか，出現しても稀で少数であるというのが通説であった．そして，1970年代の後半には PD の認知症の大部分は AD の合併によるという報告[22,23]が注目された．しかし，小阪らが 1976 年以降，認知症とパーキンソニズムを主症状とし，レビー小体が脳幹の他に大脳皮質や扁桃核にも多数出現する症例を相次いで報告して以来[3,5,24-26]，同様の報告が本邦で次々と報告された．一方，欧米では 1978 年に Forno らが同様の症例を 1 例報告したのみであった[27]．ただし，1961 年にアメリカにいた Okazaki らが同様の 2 症例を報告しているが[28]，この報告は小阪らが指摘するまで注目されることはなかった．ヨーロッパでは小阪らのドイツ人 2 例の報告が最初で[26]，次いでドイツでの Ikeda らの報告[29]，オーストリアでの Yoshimura の報告[30]がある．小阪（図 2）は 1980 年に 20 剖検例に基づいてレビー小体病（Lewy body disease）を[3]，さらに 1984 年に 11 剖検例に基づいてびまん性レビー小体病（diffuse Lewy body disease：DLBD）を提唱した[5]．小阪らはこの論文のなかで，欧米では DLBD が

Ⅰ. 概念・歴史

表1● DLB の臨床診断基準ガイドライン（文献1から改変）

1. 必須症状：進行性の認知機能障害
2. 中核症状（probable DLB には2つが，possible DLB には1つが必要）：
   a. 注意や覚醒レベルの変動を伴う認知機能の動揺
   b. 現実的で詳細な内容で，繰り返し現れる幻視
   c. パーキンソニズムの出現
3. 支持症状：
   a. 繰り返す転倒
   b. 失神
   c. 一過性の意識障害
   d. 抗精神病薬に対する感受性の亢進
   e. 系統的な妄想
   f. 幻視以外のタイプの幻覚
4. 除外項目：

見逃されていることを強調したところ，1985年から欧米でも相次いでDLBD症例の報告が現われ，むしろ本邦より欧米でDLBDが注目されるようになり，1990年になってsenile dementia of Lewy body type[7]，Lewy body variant of Alzheimer's disease[8]などの名称もみられるようになった．小阪は，レビー小体病をレビー小体の分布から脳幹型（brainstem type），移行型（transitional type），びまん型（diffuse type）に分類し，脳幹型がPDであり，びまん型がDLBDに相当するとしている．また，DLBDを種々の程度のAD病理を合併する通常型（common form）とそれを伴わない純粋型（pure form）に分類するべきであり，両者では発症年齢も臨床像も異なることを強調した[4]．

その後，イギリスの研究者が同様の症例群に対する臨床診断基準の作成を試み[12,13]，1995年にイギリスのニューキャッスル　アポン　タインで第1回国際ワークショップが開催され，DLBDや類似の名称をつけられた症例群をまとめてレビー小体型認知症（DLB）と総称することやその臨床および病理診断基準（CDLBガイドライン）が提唱され[31]，その結果が1996年のNeurologyに報告された[1]．ここでは，DLBの臨床診断基準のためのガイドラインと，剖検時の病理像の評価や特徴に対する共通の枠組みが定められた．臨床診断基準は表1のごとくで，認知症に進行する進行性の認知機能障害をDLBの必須症状とした．このうちでも，注意障害や問題解決能力の乏しさ，視空間障害などが初期に目立つ．認知機能の動揺，繰り返しよく形成された幻視，特発性のパーキンソニズムは中核症状である．これらにより，probable DLBとpossible DLBの基準が定められている．こ

の他に，DLBでしばしばみられる支持症状もあげられている．病理学的評価と診断基準では，脳幹と大脳皮質のレビー小体の存在が病理診断に必要な唯一の条件であるが，関連神経突起，AD病理，海綿状態もまた特徴的である．レビー小体を同定するための適切な染色方法を定め，皮質型レビー小体の出現頻度を評価するプロトコールを作成した．ここでは，小阪らのレビー小体病の分類に基づき，DLBは半定量的に評価されたレビー小体の分布により新皮質型（neocortical type），辺縁型または移行型（limbic type or transitional type），脳幹型（brain-stem type）の3型に分類された．AD病理もDLBでしばしばみられ，多くは老人斑であり，神経原線維変化は少ない．DLBとADの間の正確な名称学的関係は明確でなく，DLBとやがて精神症状を呈するPDの間の関係も不確かであるとしている．

1996年以降，DLBは国際的に注目されるようになったが，その理由として臨床診断基準の提唱により臨床診断が可能となり，しかもその頻度が高く欧米ではADに次いで2番目に多い認知症であるという報告が相次いでなされたこと，レビー小体の主な構成成分がα-シヌクレイン蛋白であることが明らかにされ[32]，大脳皮質のレビー小体がα-シヌクレイン免疫染色により染色されて剖検で発見されやすくなり，病理診断基準の適用が容易になったことがあげられる．病理診断基準で分類された3型においては，小阪らのDLBDはDLBの新皮質型にほぼ相当することになり，DLBはDLBDより広い意味を有し，小阪らのレビー小体病概念に近いが，そのうち認知症を主症状とするものに限られることになる．小阪らは，脳幹型，移行型，びまん型の3型に，さらに大脳型（cerebral type）を加えている[33]．

続く第2回の国際ワークショップは1998年にアムステルダムで開催され，その結果が1999年のNeurologyに記載されており[34]，第1回の掲載以後の新しい知見が示されている．すなわち，臨床診断基準を用いたDLBの臨床診断の特異度は一般に85％以上であるが，感度は様々であるが低いことが多い．中核症状のうち，幻視とパーキンソニズムにおける評価者間の信頼性は受け入れ可能であるが，認知機能の動揺についての信頼性には問題が残る．抑うつやレム睡眠行動障害は，DLB診断の支持症状として臨床診断基準に加えてよい．しかしながら，臨床診断基準はDLBの同定についての感度を上げることに対する研究者の努力とともに，現在の形で用いられるべきであるとしている．また，病理学的評価と診断基準では，研究や病理診断目的のために，ユビキチン免疫染色はレビー小体を

表2 ● DLBの改訂臨床診断基準ガイドライン（文献2から改変）

1. 必須症状：進行性の認知機能障害
2. 中核症状（probable DLB には 2 つが，possible DLB には 1 つが必要）：
   a．注意や覚醒レベルの変動を伴う認知機能の動揺
   b．現実的で詳細な内容で，繰り返し現れる幻視
   c．パーキンソニズムの出現
3. 示唆症状（possible DLB に 1 つ以上あれば probable DLB）
   a．REM 睡眠行動障害
   b．抗精神病薬に対する感受性の亢進
   c．機能画像で基底核のドパミン取り込みの低下
4. 支持症状：
   a．繰り返す転倒と失神
   b．一過性の意識障害
   c．自律神経機能異常
   d．幻視以外のタイプの幻覚
   e．系統的な妄想
   f．抑うつ状態
   g．形態画像で内側側頭葉が比較的保たれる
   h．機能画像で後頭葉のびまん性の取り込み低下
   i．MIBG 心筋シンチの取り込みの低下
   j．脳波で初期からの徐波活動
5. 除外項目：

同定するために通常に選択されるべき方法である．さらに，レビー小体や神経突起を認識する α-シヌクレイン免疫染色は，臨床病理研究にとって最も有用であろうとしている．

　その後，DLB の病理学的分類について，井関らは通常型から AD に相当する AD 病理をもつものを AD 型（AD type）として分け，さらに AD 型であっても DLB はレビー小体病として AD から区別されるべきとして，DLB をレビー病理と AD 病理の組み合わせにより複数の病理学的亜型に分類している[35,36]．

　これに続く 2003 年には，第 3 回国際ワークショップが再びニューキャッスル アポン タインで開催され，臨床・病理診断基準の改定が行われて，2006 年の Neurology に記載された[2]（表2）．ここでは，臨床診断基準に中核症状についての新しい知見や，それらを評価するための改良された方法が加えられた．そして，レム（REM）睡眠行動障害（RBD），抗精神病薬に対する感受性の亢進，機能画像で基底核のドパミン取り込みの低下が，DLB 診断のための示唆症状として新しく加えられた．病理診断基準では，レビー小体と神経突起よりなるレビー病理の評価のための新しいプロトコールも示され，これは α-シヌクレイン免疫染色に

よる半定量的評価を用いて，レビー小体の全体数より重要である部位別病理分布を示したものである．新しい病理診断基準は，レビー病理やAD病理の相対的割合を考慮したものであり，これらの病理がDLBの臨床症候群にどの程度関与するかのlikelihoodという考え方を提案している．最後に，患者のマネージメントも示されており，治療的介入のためのエビデンスは限られているが，これまでの知見はlevodopaに対してパーキンソニズムが部分的な反応を示すこと，定型および非定型抗精神病薬に対して患者の50%くらいまでが過感受性を示すこと，コリンエステラーゼ阻害薬で注意障害，幻視，睡眠障害が改善することを示唆しているとしている．

一方，DLBと認知症を伴うパーキンソン病（Parkinson's disease with dementia：PDD）またはパーキンソン病認知症（Parkinson's disease dementia：PDD）の関係については，第1回国際ワークショップですでに触れられている[1]．前述のように，PDの命名以来，PDでは原則として認知症は伴わないとされ，認知症がみられる場合はADの合併によるとされてきた．しかし，実際にはPDは経過中にしばしば認知症を伴い，多くはパーキンソニズムの発症後10年以上してから認知症を示すことが明らかとなった[37,38]．PDにおける認知症の頻度は，臨床的にはメタ解析で約30%から40%とされ[39,40]，剖検例の報告では約50%といわれている．最近は高齢のPD患者が増えてさらに多くなり，発症から10年以上経過したPDの約70%が認知症を発症するという報告もある．1996年のDLBの臨床・病理診断基準ガイドライン[1]では，臨床的にはパーキンソニズムから認知症発現まで1年未満ではDLBと診断するが，1年以上であればPDDと診断しておくのがよい（one-year rule）と記載されている．しかしながら，2005年の改訂版の臨床・病理診断基準ガイドライン[2]は，DLBとPDDは臨床経過の相違と，おそらくはlevodopa反応性の相違の他は，認知機能障害のプロフィール，注意障害，精神症状，睡眠障害，自律神経症状，抗精神病薬に対する感受性の亢進，パーキンソニズムのタイプや重症度，コリンエステラーゼ阻害薬の効果などの臨床症状の多くの部分で共通していることを指摘している．病理学的には，DLBとPDDではレビー病理の分布と程度，AD病理の程度において差がみられるという報告が多いものの，PD，PDD，DLBの間には連続性がみられ，剖検からはDLBとPDDはほとんど同じで区別できないとしている．このことから，PD，PDD，DLBを含めてレビー小体病（Lewy body disease：LBD）と総称することを推奨している．ただし，臨床の場ではレビー小体病の臨床亜型としてのDLBとPDDの名称

Ⅰ. 概念・歴史

表3 ● PDD の臨床診断基準（文献 41 から改変）

Ⅰ. 中核症状
  1. Queen Square Brain Bank 診断基準による PD の診断
  2. 認知症症候群は潜行性発症かつ緩徐進行性であり，そしてこの進展は PD の経過中に生じていること．これは病歴上，臨床検査，所見上以下で定義される：
    ● 1 つ以上の認知ドメインに障害が及ぶこと
    ● 病前の水準から低下していること
    ● 欠落の程度は日常生活を障害する程度（社会上，職業上または身の回りのケア）で，これは運動障害や自律神経障害とは別に生じている

Ⅱ. 関連する臨床的特徴
  1. 認知面の特徴
    注意：障害されている
    遂行機能：障害されている
    視覚認知機能：障害されている
    記憶：障害されている
    言語：障害されている
  2. 行動面の特徴
    アパシー：継続性の低下――動機，興味，やる気の消失
    人格変化および情動面の変化．抑うつ的特徴や不安を含む
    幻覚：通常は幻視．人物，動物，物体
    妄想：通常は嫉妬などのパラノイド．または幻の同居人
    日中の過度の眠気

Ⅲ. 除外項目

は残されるべきであるとし，認知症がパーキンソニズムの以前かほぼ同時にみられた場合はDLBとし，十分確立したPDの経過中に認知症がみられた場合はPDDとするべきであるとしている．PDD の臨床診断基準としては，Emre らにより作成されたものが使われることが多いが，基本的には DLB の診断基準と共通している[41]（表3）.

その後，2006 年には小阪が横浜で第 4 回国際ワークショップを開催したが，同じ年に DLB/PDD working group の会がワシントンで開催され[42]，これを機にアメリカを中心にレビー小体型認知症家族会（Lewy Body Dementia Association）が結成された．なお，本邦でも 2006 年以降は DLB が臨床家の間でもよく知られるようになり，小阪により「レビー小体型認知症研究会」が 2007 年に発足し，これに伴い「レビー小体型認知症家族会」も結成された．

最後に，精神神経疾患の分類や診断基準を定めている ICD（International Classification of Diseases）や DSM（Diagnostic and Statistical Manual of Mental Diseases）においては，各々 ICD-10 と DSM-Ⅳまで DLB に相当する概念は定め

られておらず，臨床の現場でDLB症例に対してこれらの診断基準に基づく診断名をつけることができなかった．その後，2013年に発行したDSM-5においては[43]，DSM-Ⅳまで用いられてきたDementiaという用語が廃止され，Neurocognitive disorder（NCD）に統一されている．さらに，NCDは，その原因疾患によって下位分類されており，それぞれに診断基準が定められている．また，認知機能障害の程度によって，Major NCDとMild NCDに分類され，Major or Mild neurocognitive disorder with Lewy bodies（NCDLB）およびMajor or Mild neurocognitive disorder due to Parkinson's disease（NCDPD）が，各々DLBとPDDに相当する．これにより，精神神経疾患の診断分類に今後使われることになるDSM-5において，DLB症例は初めてきちんとした診断名に分類することが可能となった．DSM-5の臨床診断基準の詳細は，別章に付記するので参照していただきたい．

文献
1) McKeith IG, Galasko D, Kosaka K, et al. Consensus guidelines for the clinical and pathologic diagnosis of dementia with Lewy bodies（DLB）: report of the consortium on DLB international workshop. Neurology. 1996; 47: 197-204.
2) McKeith IG, Dickson DW, Lowe J, et al. Diagnosis and management of dementia with Lewy bodies; third report of the DLB consortium. Neurology. 2005; 65: 1863-72.
3) 小阪憲司, 松下正明, 小柳新策, 他. Lewy小体病の臨床病理学的研究. 精神経誌. 1980; 82: 292-311.
4) Kosaka K. Diffuse Lewy body disease in Japan. J Neurol. 1990; 237: 197-204.
5) Kosaka K, Yoshimura M, Ikeda K, et al. Diffuse type of Lewy body disease; progressive dementia with abundant cortical Lewy bodies and senile changes of varying degree- a new disease? Clin Neuropathol. 1984; 3: 185-92.
6) Lennox G, Lowe J, Morrell R, et al. Anti-ubiquitin immunocytochemistry is more sensitive than conventional tequniques in the detection of diffuse Lewy body disease. J Neurol Neurosurg Psychiatry. 1989; 52: 67-71.
7) Perry RH, Irving D, Blessed G, et al. Senile dementia of Lewy body type. A clinically and neuropathologically distinct form of Lewy body dementia in the elderly. J Neurol Sci. 1990; 95: 119-39.
8) Hansen L, Salmon D, Galasko D, et al. The Lewy body variant of Alzheimr's disease. Neurology. 1990; 40: 1-8.
9) Ince PG, Irving D, McArtur F, et al. Quantitative neuropathological study of Alzheimer-type pathology in the hippocampus: comparison of senile dementia of Alzheimer type, senile dementia of Lewy body type, Parkinsn's disease and non-demented elderly control patients. J Neurol Sci. 1991; 106: 142-52.
10) Dickson DW, Ruan D, Crystal H, et al. Hippocampal degeneration differences diffuse Lewy body disease（DLBD）from Alzheimer's disease: light and electron microscopic immunohistochemistry of CA2-3 neurites specific to DLBD. Neurol-

ogy. 1991; 41: 1402-9.
11) Ditter SM, Mirra SS. Neuropathologic and clinical features of Parkinson's disease in Alzheimer's disease patients. Neurology. 1987; 37: 754-60.
12) Byrne EJ, Lennox G, Godwin RB, et al. Diagnostic criteria for dementia associated with cortical Lewy bodies. Dementia. 1991; 2: 283-4.
13) McKeith IG, Perry RH, Fairbairn AF, et al. Operational criteria for senile dementia of Lewy body type (SDLT). Psychol Med. 1992; 22: 911-22.
14) 小阪憲司. In: 認知症学会, 編. レビー小体型認知症. 認知症テキストブック. 東京: 中外医学社; 2008. p.264-6.
15) Parkinson J. An Essay on the Shaking Palsy. London, Sherwood: Neely & Jones; 1817.
16) Lewy FH. Paralysis agitans. I. Pathologishe Anatomie. In: Lewandowsky M, editor. Handbuch der Neurologie. Vol 3. Berlin: Springer; 1912, p.920-58.
17) Tretiakoff C. Contribution a l'etude de l'Anatomie pathologique du Locus Niger der Soemmering avec quelques deductionrelatives a la pathologie des troubles du tonus musculare et de la maladie de Parkinson. Theses de Paris, 1919.
18) Greenfield JG, Bosanquet FD. The brain-stem lesions in Parkinsonism. J Neurol Neurosurg Psychiatry. 1953; 10: 213-6.
19) Bethlem J, Den Hartlog Jager WA. The incidence and characteristics of Lewy bodies in idiopathic paralysis agitans (Parkinson's disease). J Neurol Neurosurg Psychiatry. 1960; 23: 74-80.
20) Carlsson A. The occurrence, distribution and physiological role of catecholamines in the nervous system. Pharmacol Rev. 1959; 11: 490-3.
21) Sano I, Gamo T, Kakimoto Y, et al. Distribution of catechol compounds in human brains. Biochem Biophys Acta. 1959; 32: 586-7.
22) Hakim AM, Mathieson G. Dementia in Parkinson's disease. A clinicopathologic study. Neurology. 1979; 29: 1209-14.
23) Boller F, Mizutani T, Rossmann U, et al. Parkinson disease, dementia and Alzheimer disease. Ann Neurol. 1980; 7: 329-35.
24) Kosaka K, Oyanagi S, Matushita M, et al. Presenile dementia with Alzheimer-, Pick- and Lewy body changees. Acta Neuropathol. 1976; 36: 221-33.
25) Kosaka K. Lewy bodies in cerebral cortex: report of three cases. Acta Neuropathol. 1978; 42: 127-34.
26) Kosaka K, Mehrain P. Dementia-Parkinsonism syndrome with numerous Lewy bodies and senile plaques in cerebral cortex. Arch Psychiat Nervenkr. 1979; 226: 241-50.
27) Forno LS, Barbour PJ, Norville RL. Presenile dementia with Lewy bodies and neurofibrillary tangles. Arch Neurol. 1978; 35: 818-22.
28) Okazaki H, Lipkin LE, Aronson SM. Diffuse intracytoplasmic ganglionic inclusions (Lewy body type) associated with progressive dementia and quadriparesis in flexion. J Neuropathol Exp Neurol. 1961; 20: 237-44.
29) Ikeda K, Hori A, Bode G. Progressive dementia with "diffuse Lewy-type inclusions" in cerebral cortex. Arch Psychiat Nervenkr. 1980; 228: 243-8.
30) Yoshimura M. Cortical changes in the Parkinsonian brain: a contribution to the delineation of "diffuse Lewy body disease". J Neurol. 1983; 229: 17-32.
31) Perry R, McKeith IG, Perry E. Dementia with Lewy Bodies. Cambridge: Cam-

bridge University Press; 1995.
32) Spillantini MG, Schmidt ML, Lee VMY, et al. α-Synuclein in Lewy bodies. Nature. 1997; 388: 839-40.
33) Kosaka K, Iseki E, Odawara T, et al. Cerebral type of Lewy body disease. Neuropathology. 1996; 17: 32-5.
34) McKeith IG, Perry EK, Perry RH. Report of the second dementia with Lewy body international workshop; diagnosis and treatment. Neurology. 1999; 53: 902-5.
35) 井関栄三, 丸井和美, 小阪憲司. レビー小体型痴呆の病理学的研究―新たな臨床病理学的亜型分類の提唱. 神経進歩. 2000; 44: 835-41.
36) Marui W, Iseki E, Kato M, et al. Pathological entity of dementia with Lewy bodies and its differentiation from Alzheimer's disease. Acta Neuropathol. 2004; 108: 121-8.
37) Aarsland D, Anderson K, Larsen JP, et al. Prevalence and characteristics of dementia in Parkinson disease: an 8-year prospective study. Arch Neurol. 2003; 60: 387-92.
38) Emre M. Dementia associated with Parkinson's disease. Lancet Neurol. 2003; 2: 229-37.
39) Cummings JL. Intellectual impairment in Parkinson's disease: clinical, pathologic, and biochemical correlates. J Geriatr Psyciatry Neurl. 1988; 1: 24-36.
40) Aarsland D, Zaccai J, Brayne C. A systemic review of prevalence of dementia in Parkinson's disease. Mov Disord. 2005; 20: 1255-63.
41) Emre M, Aarsland D, Brown R, et al. Clinical diagnostic criteria for dementia associated with Parkinson's disease. Mov Disord. 2007; 22: 1689-707.
42) Lippa CF, Duda JE, Grossman M, et al. DLB and PDD boundary issue. Diagnosis, treatment, molecular pathology, and biomarkers. Neurology. 2007; 68: 812-8.
43) Diagnostic and Statistical Manual of Mental Diseases Fifth Edition DSM-5^{TM}, American Psychiatric Association, American Psychiatric Publishing, Washington, DC, London, England, 2013.

〈井関栄三〉

II. 疫学・遺伝

A 疫学

　レビー小体型認知症（DLB）の発症年齢は，60～80歳台の初老期・老年期に多いが，90歳台以上の超高齢期にもみられ，40歳台以下の若年・中年期にも稀ながらみられる．性差は少ないが，男性にやや多いとされている．多くは孤発性で家族歴をもつものは稀である[1,2]．

　発症年齢は欧米，本邦ともに大きな差はないが，60歳台以上では認知機能障害が先行ないしパーキンソニズムと同時に発症する狭義のDLBの形をとることが多いが，パーキンソニズムが先行して認知症を伴うパーキンソン病（PDD）の形をとることも少なくない．一方，40歳台以下の発症では，原則としてパーキンソニズムが先行するPDDの形をとる．発症頻度はDLBでもPDDでも年齢とともに増加するとされており[3]，85歳以上の超高齢者ではPDDの頻度が減少するのに対し，DLBでは進行性に増加していた[4]．超高齢者におけるDLBの頻度についての剖検例を用いた報告では，オーストリアのウィーンで1990～2007年に剖検された70歳以上の認知症患者1,100人のうち，80歳台から100歳台までの3群を比較したところ，年齢とともにアルツハイマー型認知症（AD）病理を伴うDLBはわずかに増加し，pure DLBは進行性に減少していた．また，DLBのレビー病理は年齢とともにわずかに減少し，合併するAD病理は進行性に増加していた[5]．

　性差については，欧米ではほとんどの報告でDLBでは発症年齢を問わず男性が女性より多いとされ[4]，はるかに多いという報告もある[3]．一方，性差はないという報告もある[6]．本邦では性差は少なく，男性でやや多い程度とされる[1,2]．

　DLBの頻度はいまだによくわかっていないが，一般的に高齢者においてはADに次いで多い変性性認知症であるとされている[7-9]．臨床診断に基づいたDLBのきちんとした疫学的報告はあまりないが，地域の認知症患者の中で他疾患と比較してDLBの割合を検討した報告がいくつかみられる．ここでは，ADの割合が最も多く，DLBは血管性認知症（VaD）に次ぐかVaDとほぼ同じという報告が多

II. 疫学・遺伝

い．DLBの割合は報告によって数%から30%と幅があるが，十数%から二十数%という報告が多い．

例えば，ロンドンの老年精神医学サービスで3年間フォローアップした106例の認知症患者について検討した報告では，ADが40.6%，DLBが30.2%，VaDその他が29.2%であった[10]．イギリスのロンドンでの報告では，65歳以上の一般住民の認知症患者のうち，ADが31.3%，VaDが21.9%，DLBが10.9%であった．ここではADが最も多くVaDがこれに次ぐが，DLBも臨床の現場で十分に多くみられると結論されている[11]．フィンランドのKuopio cityで75歳以上の一般住民を対象として1998年に調査された報告では，認知症患者のうちADが47%，VaDが23%，DLBが22%で，DLBの頻度はVaDとほぼ同様であり，DLBのconsensus criteriaに基づくとprobable DLBが2/3でpossible DLBが1/3であった[12]．ノルウェイの老年疾患クリニックで2005〜2007年の3年間の外来患者における検討で，196人の認知症患者のうちADが65%，DLBが20%，VaDとPDDが各々5.6%であり，DLBのrevised consensus criteriaに基づくと，probable DLBが16%，possible DLBが4%としている[9]．一方，イタリアのメモリークリニックの多施設研究で，2003〜2006年の4年間でconsensus criteriaに基づきprobableないしpossible DLBと診断された患者は102人であり，これは認知症患者全体の4.8%であり，ADに比べてはるかに少なかった[6]．

また，DLBを含めたパーキンソン症候群の地域での罹患率についての報告もいくつかみられる．パーキンソン症候群の頻度についての縦断的研究であるオランダのRotterdam studyでは，55歳以上の一般住民における認知症とパーキンソニズムの合併したpossible DLBの頻度は，1,000人のなかで1年間に認められる人数が0.7と推定された[13]．フランスの一般住民におけるパーキンソン症候群の頻度についての15年間の縦断的研究であるPAQUID studyでは，10万人のなかで1年間に認められたPDの人数が263に対して，possible DLBの人数は112であった．この研究では，probable DLBの人数は50と見積もられているが，いずれにしろDLBの頻度は過少に評価されているとしている[4]．最近報告されたの米国の研究では，Minnesota州のOlmsted Countyの一般住民で1991年から2005年までの15年間にパーキンソン症候群を生じた542人で，DLBとPDDの頻度が比較された．64人がDLBで，46人がPDDであり，DLBの頻度は10万人のなかで1年間に認められた人数が3.5で，PDDは2.5であった．DLBはPDDより発症年齢が若かった[3]．

一方，剖検例に基づいた報告は多く，ここではDLBの頻度は臨床例に比べて幅は少なく，十数％から二十数％という報告が多い．例えば，イギリスのニューキャッスル アッポン タインの病院での認知症患者の剖検例93例の検討において，ADが48.4％，DLBが21.5％であったと報告されている[14]．ドイツの一精神病院で1987年から1995年までの認知症患者の剖検例59例では，ADが50.9％，DLBが13.6％，VaDが11.9％と報告された[15]．本邦では，豊橋の福祉村病院での1990年から1999年の10年間の認知症剖検例の検討に基づいた報告で，ADが46％，VaDが22％，DLBが18％であり，VaDの頻度は前半5年間の25％から後半5年間の18％へと減少していた[16]．また，福岡の久山町の地域住民の縦断的研究であるHisayama studyにおいて，1998年から2001年の2年半での102連続剖検例のうち29例が認知症患者であり，このうちDLBが41.4％，VaDが31.0％，ADが24.1％であり，DLBが最も多く，このうちpure DLBが41.7％，AD病理を伴うものが58.3％であったという[17]．一方，Hisayama studyの最近の報告では，65歳以上の久山町住人で1985年から2002年までの17年の縦断研究での検討で，認知症を呈した275人のうち，164人が剖検で87人がneuroimagingで形態学的に評価されたが，1,000人のなかで1年間に認められた人数は，ADが32.3，VaDが14.6，DLBが9.5であり，DLBはVaDに次いで3番目となっている[18]．

　戦後もしばらくは，本邦ではVaDが認知症で最も多いとされ，その後もVaDはADとともに認知症の2大疾患とされてきた．上述のAD，VaD，DLBの各疾患の頻度からすると，欧米と本邦を問わず，DLBは現在AD，VaDに次いで3番目に多い高齢者の認知症といえる．今後はVaDの頻度はさらに減少し，逆にADとともにDLBの頻度が増加し，近い将来にDLBがADに次いで2番目に多い認知症となることが予想される．

B 遺伝

　DLBの発症はほとんどは孤発性の発症形式をとるが，稀に家族性に発症することもある．その遺伝形式は，家族性PDの家系からα-シヌクレインの遺伝子変異が同定されて以降に明らかとなってきた．1996年に常染色体優性遺伝でPDを発症するギリシャおよびイタリアの家系から，第4番染色体長腕に位置するα-シヌクレインをコードするSNCA遺伝子が同定され，このSNCA遺伝子に第53番のアラニンがスレオニンに置換（A53T）した点変異があることが見出された[19]．その後，他の家族性PD家系からもSNCA遺伝子変異が同定され，そのうち第47

II. 疫学・遺伝

番のグルタミン酸がリジンに置換された点変異（E47K）を有する患者では，パーキンソニズムに加えて認知症，幻視，レム睡眠行動障害などのDLB特有の臨床症状がみられ，神経病理学的にも脳幹，辺縁系，大脳皮質などに広範にレビー小体が出現し，DLBと共通していた[20,21]．他のSNCA遺伝子の点変異を有する家系でも同様の報告がされており[22]，このことは，SNCA遺伝子変異がPDのみならずDLBの原因ともなりうることを示している．

一方，2003年に家族性PDのSNCA遺伝子に三重重複（triplication）がみられることが報告[23]されて以降，SNCA遺伝子は二重重複（duplication）や三重重複（triplication）など野生型遺伝子の多重重複（multiplication）によっても家族性PDを引き起こし得ることが報告された．これは同一のSNCA構造をもつ領域が2ないし3つ重複した状態であり，これらの家系でもパーキンソニズムに加えて，認知症，幻視，注意・覚醒レベルの変動，起立性低血圧などの臨床症状や，神経病理学的にも大脳皮質にまで広がるレビー小体が出現し，DLBと一致していた[24,25]．

これらの家族性PDの多くは比較的若年期に発症する遺伝性疾患であり，孤発性のDLBとは基本的に異なっている．そこで，孤発性患者群の遺伝子を用いた連鎖解析により感受性遺伝子を調べる研究が行われている．この中では，グルコセレブロシダーゼ（glucocerebrosidase：GBA）1遺伝子が注目されている．常染色体劣性遺伝性にGBAを欠損すると，グルコセレブロシドが肝臓などに蓄積し，ゴーシェ病が引き起こされる．このGBA1遺伝子変異はPDのリスクファクターとしても知られているが[26]，最近，アメリカ，ヨーロッパ，オーストラリアなどの11施設で行われた多施設共同国際研究[27]では，667例のDLB患者，142例のPDD患者，1,943例の健常高齢者を対照に調査が行われた．その結果，DLB患者の54例，PDD患者の9例，健常高齢者の19例にGBA1遺伝子異常を認め，GBA1遺伝子異常のオッズ比は，DLBでは8.28でPDDでは6.48であった．GBA1遺伝子異常を有するDLB患者は，遺伝子異常のないDLB患者にくらべて，有意に発症年齢が若く，重症度が高かった．このことは，GBA1遺伝子は孤発性のDLBに関しても発症の遺伝的要因となりうることを示している．

AD関連遺伝子とDLBとの関連については，アポリポ蛋白E（apolipoprotein E）にはε2, 3, 4の3種類のアイソフォルムが存在し，ε4がADの遺伝的危険因子であることが知られている．DLBについては，ADの病理所見を合併したDLB患者のアポリポ蛋白Eのアイソフォルムを調べた結果，ADと同様にε4を

もつ割合が健常対照群より有意に多いことが報告された[28]．また，DLB や PDD など認知機能障害を伴うレビー小体病群では ε4 の割合が高いが，認知機能障害のない PD 群では健常対照群と差異がないことも示されている[29]．これらの報告から，アポリポ蛋白 E は AD のみならず DLB や PDD の遺伝的危険因子になり得ることが示唆され，これは DLB で高頻度に AD 病理が合併することとも関連していると考えられる．

以上のように，現在のところ遺伝要因のみで DLB のほとんどを占める孤発例の発症を説明することは困難であり，DLB は遺伝要因と環境要因の双方が影響しあって発症する疾患であると考えられている[30]．

文献
1) 小阪憲司，井関栄三，都甲　崇，他．レビー小体型痴呆．精神経誌．2005；107：529-44．
2) 井関栄三．レビー小体型認知症．医学のあゆみ．2010；235：719-24．
3) Savica R, Brandon R, Grossardt MS, et al. Incidence of dementia with Lewy bodies and Parkinson disease dementia. JAMA Neurol. Published online September 16, 2013.
4) Perez F, Helmer C, Dartigues JF, et al. A 15-year population-based cohort study of the incidence of Parkinson's disease and dementia with Lewy bodies in an elderly French cohort. J Neurol Neurosurg Psychiatry. 2010; 81: 742-46.
5) Jellinger KA, Attems J. Prevalence and pathology of dementia with Lewy bodies in the oldest old: a comparison with other dementing disorders. Dement Geriatr Cog Disord. 2011; 31: 309-16.
6) Farina E, Baglio F, Caffarra P, et al. Frequency and clinical features of Lewy body dementia in Italian memory clinics. Acta Biomed. 2009; 80: 57-64.
7) Heidenbrink JL. Is dementia with Lewy bodies the second most common cause of dementia? J Geriatr Psychiatry Neurol. 2002; 15: 182-7.
8) McKeith IG, Dickson DW, Lowe J, et al. Diagnosis and management of dementia with Lewy bodies; third report of the DLB consortium. Neurology. 2005; 65: 1863-72.
9) Aasland D, Rongve A, Nore SP, et al. Frequency and cause identification of dementia with Lewy bodies using the revised consensus criteria. Dement Geriatr Cogn Disord. 2008; 26: 445-52.
10) Walker Z, Allen RL, Shergill S, et al. Three years survival in patients with a clinical diagnosis of dementia with Lewy bodies. Int J Geriatr Psychiatry. 2000; 15: 267-73.
11) Stevens T, Livingston G, Kitchen G, et al. Islington study of dementia subtypes in the community. Br J Psychiatry. 2002; 180: 270-6.
12) Rohkonen T, Eloniemi-Sulkava U, Rissanen S, et al. Dementia with Lewy bodies according to the consensus criteria in a general population aged 75 years or older. J Neurol Neurosurg Psychiatry. 2003; 74: 720-4.
13) de Lau LML, Giesbergen PCLM, de Rijk MC, et al. Incidence of parkinsonism and

Parkinson disease in a general population; the Rotterdam study. Neurology. 2004; 63: 1240-4.
14) Perry RH, Irving D, Blessed G, et al. Senile dementia of Lewy body type. A clinically and neuropathologically distinct form of Lewy body dementia in the elderly. J Neurol Sci. 1990; 95: 119-39.
15) Drach LM, Steinmerz HE, Wach S, et al. High proportion of dementia with Lewy bodies in the post-mortems of a mental hospital in Germany. Int J Geriatr Psychiatry. 1997; 12: 301-6.
16) Akatsu H, Takahashi M, Matsukawa N, et al. Subtype analysis of neuropathologically diagnosed patients in a Japanese geriatric hospital. J Neurol Sci. 2002; 196: 63-9.
17) Wakisaka Y, Furuta A, Tanizaki Y, et al. Age-associated prevalence and risk factors of Lewy body pathology in a general population: the Hisayama study. Acta Neuropathol. 2003; 106: 374-82.
18) Matsui Y, Tanizaki Y, Arima H, et al. Incidence and survival of dementia in a general population of Japanese elderly: the Hisayama study. J Neurol Neurosurg Psychiatry. 2009; 80: 366-70.
19) Polymeropoulos MH, Lavedan C, Leroy E, et al. Mutation in the alpha-synuclein gene identified in families with Parkinson's disease. Science. 1997; 276: 2045-7.
20) Zarranz JJ, Alegre J, Gomez-Esteban JC, et al. The new mutation, E46K, of alpha-synuclein causes Parkinson and Lewy body dementia. Ann Neurol. 2004; 55: 164-73.
21) Zarranz JJ, Fernández-Bedoya A, Lambarri I, et al. Abnormal sleep architecture is an early feature in the E46K familial synucleinopathy. Mov Disord. 2005; 20: 1310-5.
22) Morfis L, Cordato DJ. Dementia with Lewy bodies in an elderly Greek male due to alpha-synuclein gene mutation. J Clin Neurosci. 2006; 13: 942-4.
23) Singleton AB, Farrer M, Johnson J, et al. α-Synuclein locus triplication causes Parkinson's disease. Science. 2003; 302: 841.
24) Farrer M, Kachergus J, Forno L, et al. Comparison of kindreds with parkinsonism and alpha-synuclein genomic multiplications. Ann Neurol. 2004; 55: 174-9.
25) Obi T, Nishioka K, Ross OA, et al. Clinicopathological study of a SNCA gene duplication patient with Parkinson disease and dementia. Neurology. 2008; 70: 238-41.
26) Sidransky E, Nalls MA, Aasly JO, et al. Multicenter analysis of glucocerebrosidase mutations in Parkinson's disease. N Engl J Med. 2009; 361: 1651-61.
27) Nalls MA, Duran R, Lopez G, et al. A multicenter study of glucocerebrosidase mutations in dementia with Lewy bodies. JAMA Neurol. 2013; 70: 727-35.
28) Pickering-Brown SM, Mann DM, Bourke JP, et al. Apolipoprotein E4 and Alzheimer's disease pathology in Lewy body disease and in other beta-amyloid-forming diseases. Lancet. 1994; 343: 1155.
29) Benjamin R, Leake A, Edwardson JA, et al. Apolipoprotein E genes in Lewy body and Parkinson's disease. Lancet. 1994; 343: 1565.
30) 東　晋二, 井関栄三. レビー小体型認知症と遺伝要因. 老年精神医学雑誌. 2011; 21: 93-8.

（井関栄三）

III. 臨床症状

　アルツハイマー型認知症（AD）などの変性性認知症には各々に特徴的な臨床症状が出現するが，レビー小体型認知症（DLB）では AD やパーキンソン病（PD）と共通した症状に加えて特有の臨床症状もみられ，変性性認知症のうち最も多様な症状を示す疾患である[1,2]．
　本章では，DLB の改訂版臨床診断基準[3]（表1）に基づき，最近の知見を含めて DLB の臨床症状の特徴について解説する．

表1● DLB の改訂臨床診断基準ガイドライン（文献3 から改変）

1. 必須症状：進行性の認知機能障害
2. 中核症状（probable DLB には2 つが，possible DLB には1 つが必要）：
   a．注意や覚醒レベルの変動を伴う認知機能の動揺
   b．現実的で詳細な内容で，繰り返し現れる幻視
   c．パーキンソニズムの出現
3. 示唆症状（possible DLB に1 つ以上あれば probable DLB）
   a．REM 睡眠行動障害
   b．抗精神病薬に対する感受性の亢進
   c．機能画像で基底核のドパミン取り込みの低下
4. 支持症状：
   a．繰り返す転倒と失神
   b．一過性の意識障害
   c．自律神経機能異常
   d．幻視以外のタイプの幻覚
   e．系統的な妄想
   f．抑うつ状態
   g．形態画像で内側側頭葉が比較的保たれる
   h．機能画像で後頭葉のびまん性の取り込み低下
   i．MIBG 心筋シンチの取り込みの低下
   j．脳波で初期からの徐波活動
5. 除外項目：

Ⅲ. 臨床症状

A 必須症状

　DLB の必須症状は，社会・日常生活機能に障害をもたらす程度に進行する認知機能障害（dementia）と定義される．認知機能障害は記憶障害で始まることが多いが，DLB には注意障害や視空間障害，実行機能障害なども生じやすい[4]．

1）記憶障害

　記憶のプロセスは，一般的に，情報を覚える記銘と，それを保つ保持，思い出す想起に分類されるが，DLB の記憶障害（memory impairment）は，初期には記銘や保持に比べて，想起に障害が目立つとされている[3,5]．そのため，少なくとも初期には，情報を思い出すことができない場合でも記銘・保持はされており，時間が経ったりヒントを与えたりされることで思い出すことが可能な場合がある．この特徴は，AD が海馬を中心とした内側側頭葉由来の記憶障害が特徴的であるのに対し，DLB では注意や実行機能などの障害が目立つ場合が多く[6]，前頭葉に由来した記憶障害が主体[4,5,7]と考えられていることと一致している．

　また，DLB の記憶障害は，AD に比べると比較的軽度であるといわれている．しかし，進行すると AD と同様の記憶障害や見当識障害，健忘失語などが出現し，両者の特徴は徐々に区別が難しくなる．海馬や海馬傍回の病理は AD の記憶障害に関与するが，DLB でも AD より軽度ながら海馬は障害され，記憶障害の原因となる[8]．

　記憶障害などの認知機能障害を引き起こす大脳病理の特徴から，筆者らは DLB を複数の臨床・病理学的亜型に分類している[9,10]．DLB はレビー病理の側面から辺縁型（レビー病理が大脳辺縁系に限られるタイプ）と新皮質型（レビー病理が大脳新皮質に広範にみられるタイプ）に，AD 病理の側面から純粋型（AD 病理がほとんどみられないタイプ），通常型（AD 病理が年齢相応以上にみられるタイプ），AD 型（AD 病理が AD に相応する程度にみられるタイプ）に分けられる（表2）．このうち，レビー病理では辺縁型よりも新皮質型，AD 病理では純粋型よりも通常型，通常型よりも AD 型のほうが記憶障害が重度であることが多い．

2）他の認知機能障害

　DLB の認知機能障害は，記憶障害のほかに，初期から注意障害（attention disability），視空間障害（visuospatial disability），構成障害（constructual disability），実行機能障害（excutive disability）などの前頭葉・頭頂葉機能障害に由来する症

表2 ● DLB の神経病理学的分類と臨床症状の特徴（文献9から改変）

	レビー病理			AD 病理	
	辺縁型	新皮質型	純粋型	通常型	AD 型
病理の分布と程度特徴	大脳辺縁系に限られる	大脳新皮質に広範にみられる	ほとんどみられない	年齢相応以上にみられる	AD に相応する程度にみられる
認知機能障害	軽度	重度	軽度	重度	重度
認知機能の動揺	強い	強い	強い	強い	弱い
幻視	多い	多い	多い	多い	少ない
パーキンソニズム	重度	軽度	重度	軽度	軽度

状を伴うのが特徴である[4, 11]．神経心理検査では，DLB で語の流暢性課題や動作性課題で得点が不良になりやすいという特徴があり[5,12,13]，最近では DLB は前駆状態の段階から前頭葉機能検査である Trail Making Test や Stroop Test において成績が不良になったという報告もある[6]．また，臨床診断基準の付記にもある通り，DLB の診断には認知機能障害が必須であるが，これは必ずしも記憶障害である必要はなく，記憶障害は軽度でも他の認知機能障害によって日常生活に支障をきたせば必須症状を満たすことになる．記憶障害が軽度である場合，改訂長谷川式認知症スケール（HDS-R）や Mini-Mental State Examination（MMSE）などの簡便な神経心理検査では比較的高い得点を示すものの，他の認知機能障害の影響によって社会的に様々な困難を示すことがある．このような認知機能障害の特徴は，神経心理検査ではウェクスラー式知能検査（WAIS）などの詳細な検査を用いることによって初期から明らかにできる．

B 中核症状

DLB の中核症状には，認知機能の動揺，幻視，パーキンソニズムがあげられているが，特に幻視やパーキンソニズムは AD など他の変性性認知症にはみられないか，少なくとも初期にはみられないことから，DLB と他の変性性認知症との鑑別において重要性が高い．

Ⅲ．臨床症状

1）認知機能の動揺

認知機能の動揺（fluctuating cognition）は，DLB では高い頻度で認められることが知られており[14,15]，本邦でも 50 例の DLB 患者のうち 42 例（84％）に認められたと報告されている[16]．

認知機能の動揺は初期に目立つことが多く，比較的急速に起こり，数分から数時間の日内変動，あるいは数週から数カ月に及ぶ変動がみられることがある[17]．これは注意・覚醒レベルの変動と関連していると考えられ，茫呼とした状態，日中の過度の傾眠や覚醒時の一過性の混乱がみられ，簡便な神経心理学的検査の得点も状態に応じて変化する．注意・覚醒レベルが上がると，記憶機能や言語機能，見当識なども改善するが，多くの場合，長続きしない．認知機能障害が進行すると，認知機能の動揺は次第に目立たなくなる．また，注意・覚醒レベルの低下が強い場合はせん妄に類似した状態となり，鑑別が困難となることがある．

DLB の認知機能の動揺は，患者間によって異なるだけでなく，同一患者内においても状態に応じて変化する．そのため，認知機能の動揺は DLB の特徴であるものの，共通したパターンは明らかにされていない．認知機能の動揺の評価は DLB の中核症状のうち最も難しいといわれており[18]，患者の様子を観察することによって評価することができるが，外来では普段の様子を知る家族などからの情報に基づいて評価しなければならず，評価者間の信頼性は低い[19,20]．また，DLB に限らず認知症患者は昼と夜など 1 日のなかで多少の認知機能の変動を生じることが多く，軽度の動揺の存在は DLB の鑑別に重要ではない．実際，家族の情報から認知機能の動揺の有無を検討した結果，DLB と AD ともにおよそ 75％ に動揺が認められたという[21,22]．一方，眠気や注意・覚醒レベルの低下が，身体的要因や薬剤的要因が除外されるにも関わらず出現する場合には，認知機能の動揺といえなくとも DLB の診断が支持される．

2）幻視

繰り返し現れる幻視（visual hallucination）は，DLB の臨床症状の中で最も特徴的で，鑑別診断上の重要度が高いことから，以下に詳しく解説する．

a）幻視の特徴

幻視は，典型的には反復性で，具体的で詳細な内容のものであり，人物や小動物が家の中に入ってくると表現されることが多い[3]．人物幻視が最も多く，色彩や動きに乏しいものが多いが，着衣などはっきりした色彩や，歩き回るなど動作

を伴う場合もある．単数や複数，大人や子供，男や女と多様であり，子供が多いというが，人物はしばしば小さくみえ，子供や小人などと表現されることによる．話しかけても黙っているが，返事をするなど幻聴を伴うこともあり，周囲から独り言か会話をしているようにみえることがある．触ろうとしても実態はなく，すぐに消失してしまう．明瞭な人物像のほか，「人影のように見える」など不明瞭な人物像も多い[1,2]．具体的例をいくつか列挙すると，「小さな子供がタンスのそばに立っている」，「男の子を連れた女の人が家のなかにいる」，「夫のフトンの隣に女の人が寝ている」，「大勢の男と女が部屋で踊りを踊っている」，「カブトをかぶって，顔から血を流した男が立っている」，「ベランダから男がのぞいている」，「知り合いの子供が来ていたので，オヤツをあげた」，「テレビを見ようとすると，前に人が立って邪魔をする」，「目の前を影のような人が横切った」などがある．動物では，小動物が多く，多くは複数であり，動作を伴う場合も多い．具体的には，「ゴミのような小さな虫が床を這っている」，「クモが壁にたくさんついている」，「小鳥が天井から飛び出してきた」，「犬や猫が部屋に座っている」などがある．小動物が多いというが，人物と同様に実際より小さく見え，「ベッドの下にライオンやトラがいる」などの表現もある．テーブルの模様が動いている虫に見えるなど錯視に近いもの，虫が皮膚を刺すなど体感幻覚を伴うこともある．人物であれ小動物であれ，「幽霊がいる」，「首だけのネコが浮いている」など不気味な印象を与える表現をすることがあり，家族が困惑することも多い[2,3]．非生物幻視も人物や小動物より少ないながらみられ，「部屋中に煙が充満している」，「床に水があふれてくる」などと表現され，ガスの臭いなど幻臭を伴うこともある．これらの人物，小動物，非生物幻視は，別々の患者にみられるだけでなく，同一患者が時を別にして重複して体験することも多い．長濱ら[16]の報告では，50例のDLB患者のうち，人物や小動物，虫などが見えた者が30例（60%），火や物体などの非生物が見えた者が12例（24%），色などが見える要素性幻視が出現した者が2例（4%）であった．

また，感情面においては，幻視は恐怖や不安などネガティブな感情を伴うことが多いが，楽しさや可愛らしさなどポジティブに表現される場合や，無関心である場合もある．また，通常は幻覚としての自覚が不十分なことが多いが，「見えているものは，現実には存在しない」，「これは幻覚である」などと自覚をもっている場合もあり，幻視に対して自覚がある患者はない患者よりも，ネガティブな感情が生起されにくいという．また，認知機能が比較的保たれている患者は，低下

Ⅲ. 臨床症状

している患者より自覚をもたせることが容易である[24]．

　臨床・病理学的亜型では，幻視はレビー病理における辺縁型でも新皮質型でもみられる（表2）．しかし，パーキンソニズムが先行することの多い辺縁型では認知機能障害が出現する前後に幻視が出現する場合が多いが，認知機能障害が先行する新皮質型では認知機能障害が軽度でパーキンソニズムも明らかでない時期に出現することが多い．AD病理においては，AD型は他の亜型よりも幻視が出現しにくく，出現しても典型的な症状となりにくい傾向がある[9,10]．

b）幻視の評価

　幻視は，DLBとADやその他の認知症を鑑別することができる重要な症状であるが，他の認知症においても幻視が出現する場合がある．しかし，そのほとんどはせん妄によるものであり，せん妄による幻視は一時的であるのに対し，DLBの幻視は継続的であるという違いがある[25]．また，DLBの幻視は，せん妄とは異なり，明らかな意識障害を伴わず患者が後に家族や医師に幻視の内容を詳細に説明できることが多い．ただし，夕方や薄暗いときに幻視が出現しやすいなど，認知機能の変動と関係している部分もある．幻視の病態機序には視覚認知障害があると考えられているが[1,2]，夜間にレム睡眠行動障害（RBD）に伴って出現する幻視は注意・覚醒レベルの低下によるところが多く，一方，日中で注意・覚醒レベルの保たれている時に出現する幻視は視覚認知障害に基づくところが多いと考えられる．両者は，後述する幻視の治療においても異なる反応を示す可能性がある．せん妄以外に，PD患者に抗パーキンソン病薬の副作用として幻視が出現することがあるが，投薬を中止したにも関わらず幻視が消失しない場合は，DLBが示唆される[26]．すなわち，ADなど他の認知症と診断されている患者にせん妄と異なる幻視が出現した場合，DLBを疑って診断を再検討する必要がある．ただし，ADの亜型の1つと考えられているposteior cortical atrophy（PCA）でも幻視が出現するというが，これは認知機能検査や画像検査でDLBと鑑別できる[27]．

　DLBの幻視の評価は，一般にNeuropsychiatric Inventory（NPI）などによって，家族などからの情報をもとになされることが多い．しかし，家族が幻視に気づかない場合や，「本人の気のせいだ」などとして過小評価する場合，症状を的確に評価することができない．また，NPIでは，他の幻覚も同時に評価されてしまう反面，錯視などの幻視以外の視覚認知障害については十分に評価することができない．さらに，認知機能障害が重度になると，幻視が見えていても的確に表現できなくなる場合も多い．

c）幻視に関連したその他の症状

幻視は，外的な視覚刺激がないにも関わらず対象が見える症状を指すが，DLBでは幻視と同様に視覚認知障害に基づくが，幻視の定義に当てはまらないその他の症状がしばしばみられる．

たとえば，「机のホコリやテーブルの模様が虫に見える」，「庭の立木やハンガーに下がっている服が人が立っているように見える」，「テーブルの上の花瓶が人の顔に見える」などの錯視（visual illusion）もしばしばみられ，視覚認知障害の表現としては幻視より錯視がより基本的な症状で，早期からみられるものと考えられる．また，「浴室のタイルが歪んで見える」，「テーブルにある物の大きさが変わって見える」などの変形視（metamorphosis）もみられる[1,2,28,29]．幻視とこれらの症状は重複した部分が多く[15]，臨床的には各々を明確に区別する必要性は低い．

また，DLBでは視覚認知障害と関連して誤認（misidentification）もしばしばみられる[3,15,28,30]．これには，「夫の顔を他人と見間違えて，丁寧な言葉づかいとなる」，「訪ねてきた娘を妻と見間違える」などの人物誤認（personal misidentification）や，「自宅にいても自宅ではない，自宅と間取りが違う」などという場所誤認（topographical misidentification）がある．これらの症状は常にみられるわけではなく，ADや他の認知症でみられる人物の見当識障害や相貌失認とは区別される．幻視や誤認から生ずる二次性妄想として，「家の中に他人が住んでいる」，「顔は見えないが，ときどき足音がするので間違いない」などという幻の同居人（phantom boarder）や，「目の前にいる女の人は妻に瓜二つだが偽者で，本当の妻は別にいる」，「日によって，朝昼晩で夫と何人かの似た男の人が入れ替わる」などというカプグラ症状（Capgras' syndrome），「目の前にいる女性は妻だが，別の場所にも妻がいる」，「自宅がこの家以外にもいくつもある」などという重複記憶錯誤（reduplicative paramnesia）[1,2,28,29]，「テレビの中の出来事が自分の部屋で起こってる」というテレビ妄想（TV sign），「死んだ夫が生きている」などという養生症候群（nurturing syndrome）[31]などの妄想性誤認症候群（delusional misidentification syndrome）があげられる．また，明らかな幻視を伴わずに，「玄関に誰かが来ている」，「自分の後ろに誰かがいる」などの人の気配を訴える実態的意識性（leibhaftige Bewusstheit）に近い症状を示すこともある[28,29]．このうち，カプグラ症状はとくにDLBに疾患親和性が高く[32]，Josephsらは，カプグラ症状を呈した38名の神経変性疾患患者のうち，16名がDLB，10名が認知症を伴うパーキンソン病（PDD），7名がADであったと報告している[33]．

Ⅲ. 臨床症状

表3● DLBの精神症状の出現頻度（文献34から改変）

精神症状	145名中の人数（％）
幻覚および関連症状	
人物の幻視	97名（66.9%）
動物・虫の幻視	44名（30.3%）
物体の幻視	35名（24.1%）
要素性幻視	10名（ 6.9%）
実体的意識性	40名（27.6%）
幻聴	9名（ 6.2%）
体感幻覚	3名（ 2.1%）
誤認および関連症状	
人物の誤認	26名（17.9%）
物体の誤認	35名（24.1%）
場所の誤認	19名（13.1%）
TV誤認	4名（ 2.8%）
その他の誤認	5名（ 3.4%）
幻の同居人	14名（ 9.7%）
カプグラ症状	6名（ 4.1%）
いない身内が家にいる	7名（ 4.8%）
亡くなった身内が生きている	7名（ 4.8%）
人物の重複記憶錯誤	12名（ 8.3%）
場所の重複記憶錯誤	6名（ 4.1%）
妄想および関連症状	
盗害妄想	22名（15.2%）
迫害妄想	18名（12.4%）
心気的妄想	3名（ 2.1%）
嫉妬妄想	3名（ 2.1%）
妊娠妄想	1名（ 0.7%）

　これらの症状は，認知機能が比較的保たれた初期から認められることが多く，幻視に比べ特異性はより少ないものの，ADとの鑑別に有用である[15]．Nagahamaら[34]は，DLBにおける幻視や誤認，妄想などの出現頻度について，表3のように報告している．この報告では，因子分析を用いてDLBの精神症状を検討しており，幻覚と誤認，妄想はそれぞれ異なった因子が関係しており，3者は区別が可能であるとしている．

3）パーキンソニズム

　パーキンソニズム（parkinsonism）はDLBの中核症状の1つであり，DLBの診断時点で25～50％に認められるとされ[3]，DLBに必須ではなく，ほとんどみら

れない場合もある[35]．神経病理学的にDLBと確定診断された症例においても，全例にパーキンソニズムを伴うわけではない[36]．パーキンソニズムのないDLBの存在や他の認知症にもパーキンソニズムが認められることが，DLBの臨床診断を困難にしている大きな要因と考えられている[3]．

　DLBのパーキンソニズムは，動きが遅くなる寡動，筋肉が緊張し動きが歯車のように硬くなる筋固縮，上下肢や指先，体全体がふるえる振戦，倒れそうなときに反射的に倒れないような動作を行うことができない姿勢反射障害の他，小刻み歩行，前傾姿勢，構音障害，仮面様顔貌など，PDにみられるものとほぼ同様である[3,37,38]．しかし，認知症を伴わないPDが非対称性の筋固縮や安静時振戦が特徴であるのと比較して，寡動や対称性の筋固縮が主体で，振戦がみられても安静時振戦は目立たず，動作時振戦やミオクローヌスが時に認められる[39]．進行すると姿勢反射障害や歩行障害が出現し，注意障害とあいまって転倒事故などの危険性が増加する[40]．末期になって四肢・体幹の筋固縮が急速に進行する場合や[1]，垂直性の眼球運動障害を認めることがあり[41]，進行性核上性麻痺との鑑別で問題となることがある．DLBのパーキンソニズムは，欧米では筋固縮が92％，寡動が89％，振戦が55％に認められたとされ[42]，本邦での長濱ら[16]の報告では筋固縮が50例中36例（72％），寡動が34例（68％），振戦が22例（44％）に認められた．

　DLBのパーキンソニズムは，初発症状が認知機能障害かパーキンソニズムかによって異なる[1]．レビー病理についての臨床・病理学的亜型では，パーキンソニズムが先行する辺縁型は，PDと同様の典型的なパーキンソニズムを呈することが多く，初期から安静時振戦も認められる．一方，認知機能障害が先行する新皮質型では，初期には下肢脱力と易転倒性がみられる程度で，進行しても寡動と筋固縮のみで安静時振戦は末期までみられないことも多い．また，AD病理については，純粋型は他の型よりもパーキンソニズムが強く現れやすく，AD型では末期までパーキンソニズムがみられないことがある[9,10]．初期にみられるパーキンソニズムについて，最近DLBないしADに進展した軽度認知障害（MCI）を対象に，認知機能障害が顕在化する1年前にどのような症状が出現していたかを検討した研究がある[6]．この研究では，DLBに進展したMCIの49例のうち8例（5.0％）に1年前からパーキンソニズムがみられたのに対し，ADに進展したMCIの162例のうちパーキンソニズムがみられたのは1例（0.6％）だけであった．一方，進行したAD，進行性核上性麻痺や皮質基底核変性症など他の認知症でも

Ⅲ. 臨床症状

パーキンソニズムがみられる．それゆえ，認知症の末期に初めて生じるパーキンソニズムは，DLB の診断と矛盾はしないが特異的なものではない．また，高齢者や AD などの認知症患者に対して抗精神病薬を投与した場合，少量であっても副作用として薬剤性パーキンソニズムが出現する可能性がある．DLB では抗精神病薬を中止した後にも症状が継続するため，薬剤性パーキンソニズムと区別することが可能である．

C 示唆症状

1) レム睡眠行動障害

DLB ではレム睡眠行動障害（rapid-eye-movement sleep behavior disorder：RBD）がかなりの頻度でみられ[43]，示唆症状の1つとなっている．レム睡眠は，身体が弛緩状態にあるにも関わらず急速眼球運動を示し，脳が活動している状態である．夢を見るのはレム睡眠期であることが多いとされているが，RBD ではレム睡眠期に出現するべき骨格筋緊張の抑制を欠くために異常なレム睡眠を生じる．その結果，生々しくしばしばぞっとするような夢とともに，夢内容に伴う精神活動が行動面に表出され，寝言，大声で叫ぶ，哄笑，寝具をまさぐるなどの夢幻様行動，時にベッドから飛び出したりするような激しい異常行動がみられる．また，場合によっては暴力的になることもあり，隣で寝ている配偶者を殴ってけがをさせたり，本人が壁などを殴ってけがをすることもある．本人は，睡眠中に起こったこのようなエピソードは，基本的にほとんど覚えていない．そのため，症状の有無や詳細は，家族などから得る必要がある[44]．

RBD は，PD や DLB のパーキンソニズムや認知機能障害の発症に数年あるいは数十年先行することが多い．また，特発性 RBD が後に高い頻度で PD や DLB を発症することが明らかとなり，RBD はレビー小体病に疾患特異性の高い症状といえる[44,45]．縦断的臨床・病理学的検討では，DLB の全経過を通じて，約80％弱に RBD が認められるという[46,47]．RBD はレビー小体病の他に多系統萎縮症を含む α-シヌクレオパチーに認められることが多いが，進行性核上性麻痺など他の神経変性疾患にもまれに認められる[44]．

RBD の評価は，夢の行動化のエピソードを繰り返すなど，特有の夜間睡眠異常について，配偶者にスクリーニング的に質問することでなされるが，睡眠質問紙表の使用も手助けになる[43]．ただし，RBD の確定診断には polysomnography を行うことが必要となる．

2）抗精神病薬に対する過敏性

　ドパミン D2 受容体遮断薬などの抗精神病薬に対する過敏性（severe neuroleptic sensitivity）は，DLB の示唆症状の１つである．DLB 患者は，少量の抗精神病薬の投与に対しても，パーキンソニズムの急激な出現や増悪，嚥下障害，過鎮静や意識障害，悪性症候群などの過敏性を示す[3,48]．しかし，定型ないし非定型の抗精神病薬を投与されている DLB 患者のうち，このような副作用が生じるのは 3 割から 5 割程度である[49,50]．そのため，過敏性が明らかでないことは DLB の診断を除外する基準とはならない．抗精神病薬に対する強い過敏性を示した場合には DLB が示唆されるが，抗精神病薬を DLB の診断のために意図的に投与することは，症状の悪化や死亡率の上昇を引き起こすため[49,51]，実際には行うべきではない．

D 支持症状

1）繰り返される転倒や失神，一過性の意識障害

　これらの症状は DLB の支持症状にあげられているが，すべての DLB 患者に出現する症状ではなく，一方，DLB 以外の他の認知症においても出現する可能性がある．本邦の長濱ら[16]の報告では，50 例の DLB 患者のうち，繰り返される転倒を示したのが 23 例（46％），失神を示したのが 10 例（20％）であった．

　繰り返される転倒（repeated falls）は，姿勢，歩行，バランスの困難によって生じ，特にパーキンソニズムの強い DLB 患者で発生しやすい．DLB では，パーキンソニズムの進行による姿勢反射障害や歩行障害に加え，注意障害や視覚認知障害，全般的な判断力の低下などの影響もあって，転倒の危険性が増加する[40]．DLB 患者における意識や筋緊張の消失による失神（syncope）や一過性の意識障害（transient unexplained loss of consciousness）は，脳幹部や自律神経系の機能異常によって生じる迷走神経反射障害によって生ずる可能性が示唆されている[26]．筋緊張の消失を伴うことのない無反応の一時的なエピソードは，認知機能の動揺や注意障害の反映である可能性もある．さらに，DLB 患者にこれらの症状が生じた場合は，画像診断などにより一過性脳虚血発作と区別しなくてはならない．

2）自律神経症状

　顕著な自律神経症状（severe antonomic dysfunction）は DLB の支持症状にあ

げられており，DLB患者でしばしばみられ，初期から生じる可能性がある．起立性低血圧や食事性低血圧など心血管系の機能異常，尿失禁，過活動性膀胱など排尿障害，便秘など消化器症状，勃起不全など性機能障害，発汗過多など発汗障害などがあげられ，とくに，便秘（constipation），尿失禁（urinary incontinence），起立性低血圧（orthostatic hypotension）は高い頻度でみられる[52-54]．自律神経症状は繰り返される転倒や失神などにも関与しており[55]，初期からShy-Drager症候群など自律神経機能不全症の型をとるものもある[56,57]．

これらはPDにみられる自律神経症状[58]と同様の機序によると考えられるが，PDに比べて頻度は多いといわれている[54]．RBDなどとともに，DLBの早期診断にとって有用な症状であり，見逃さないようにする必要がある．

3）幻視以外の幻覚，妄想

幻視以外の幻覚（hallucinations in other modalities）と体系化された妄想（systematized delusions）はDLBの支持症状にあげられており，DLB患者に比較的多く出現する．ただし，幻視ほどDLBに特異的ではなく，ADなど他の認知症にも出現する症状である．

DLBでみられる幻視以外の幻覚としては，幻聴が最も多く，その他に幻臭，体感幻覚も生じることがある．これらの頻度は幻視よりはるかに低く，多くの場合は幻視に伴って出現する[1,28,29]．DLB患者で幻聴を示す割合は，ある時点での頻度で14%，病期全体で19%であり[26]，臨床診断されたDLBのうち38%，病理診断されたDLBのうち35%が，それぞれ幻聴を示したと報告されている[15]．長濱ら[16]の報告では，DLB患者のうち幻聴を示した者は6.2%，体感幻覚を示した者は2.1%であった．

DLBでみられる妄想は被害妄想や嫉妬妄想が多く，このほかにADに似た物盗られ妄想もみられる．これらは，体系化された複雑で異常な内容であり，ADでしばしばみられる日常的で多くは体系化されていない被害念慮とは対照的である[26]．一方では，DLBの妄想は，ADの健忘や作話に基づく妄想と異なり，繰り返し現れる幻視に対してつじつまを合わせようとして生じる二次性妄想であることが多く，また認知機能の動揺によって変化し，妄想内容を確信して体系化することは少ないともいわれている[1,2]．誤認から生じる二次性妄想としては，DLBではカプグラ症状，重複記憶錯誤などの妄想性誤認症候群がしばしば出現する．

また，DLBの妄想には認知機能障害も関与しており，認知機能障害が軽度の患

者は，幻視に対して自覚をもつことが可能で，体系化された妄想を形成することは少ない．一方，中等度以上の認知機能障害の患者は，このような自覚をもつことが困難で，しばしば固定化された妄想を形成しやすい[24,59]．また，DLB患者でみられる幻覚，誤認，妄想などの精神症状を因子分析で解析した結果からは，妄想は幻覚や誤認とは異なる病態機序をもつと考えられている[34]．幻視以外の幻覚や体系的な妄想が，DLBの初期で認知機能障害が軽度のときに顕著であると，遅発性精神病や妄想性うつ病などの内因性精神障害と誤診することがある[26,60]．

4）抑うつ

抑うつ（depression）はDLBの支持症状の1つであり，特に初期においてしばしばみられる[2,61]．DLBにおける抑うつの頻度はADより高く[3,15]，20～65％と報告されている[15,62,63]．ADとDLBに伴う抑うつの頻度と程度を比較した報告[64]では，抑うつの合併はADでは16.2％で，すべてがDSMⅢ-Rの大うつ病エピソードを満たしていなかったが，DLBでは38.1％にみられ，14.3％は大うつ病エピソードを満たすうつ病であった．ADとDLBのGeriatric Depression Scale（GDS）のスコアを比較した本邦の報告[65]では，DLBのGDSスコアはADのおよそ2倍とされており，抑うつの頻度も程度もADに比してDLBでより顕著である．

抑うつ症状については，DLBとADの抑うつ症状に明確な相違を見出すことは困難であるとされる[65]．DLBの抑うつ症状は老年期うつ病の症状と共通点が多く，悲哀感など抑うつ気分の訴えが少なく，しばしば強い不安感や焦燥感を伴い，意欲低下や精神運動抑制が前景に立つ．心気妄想や罪業妄想など妄想を伴うことも多い[61]．大うつ病とDLBの抑うつの間で症状の出現頻度を比較した報告[66]によると，精神病症状を伴う場合は，焦燥と妄想がDLBに多くみられ，精神病症状を伴わない場合には，心気症状や精神運動抑制がDLBで多くみられたという．一方，DLBの抑うつは特有の認知機能障害によって修飾されており，幻視などを反映して不安感が強く，視空間障害もあって状況認知が不良で，時に困惑状態に陥る．また，前頭葉機能障害を反映してアパシーが目立ち，認知機能の動揺に連動して気分も動揺する傾向がみられる[61]．

III. 臨床症状

文献

1) 井関栄三. レビー小体型認知症の精神症状・神経症状. 精神医学. 2007; 49: 691-7.
2) 井関栄三. レビー小体型認知症. 医学のあゆみ. 2010; 235: 719-24.
3) McKeith IG, Dickson DW, Lowe J, et al. Diagnosis and management of dementia with Lewy bodies; third report of the DLB consortium. Neurology. 2005; 65: 1863-72.
4) Calderon J, Perry RJ, Erzinclioglu SW, et al. Perception, attention, and working memory are disproportionately impaired in dementia with Lewy bodies compared with Alzheimer's disease. J Neurol Neurosurg Psychiatry. 2001; 70: 157-64.
5) Walker Z, Allan RL, Shergill S, et al. Neuropsychological performance in Lewy body dementia and Alzheimer's disease. Br J Psychiatry. 1997; 170: 156-8.
6) Ferman TJ, Smith GE, Kantarci K, et al. Nonamnestic mild cognitive impairment progresses to dementia with Lewy bodies. Neurology. 2013; 81: 2032-8.
7) Halkala EL, Laulumaa V, Soininen H, et al. Recall and recognition memory in patients with Alzheimer's and Parkinson's disease. Ann Neurol. 1998; 24: 214-7.
8) Iseki E, Marui W, Kosaka K, et al. Degenerative terminals of the perforant pathway are human α-synuclein-immunoreactive in the hippocampus of patients with diffuse Lewy body disease. Neurosci Lett. 1998; 258: 81-4.
9) 井関栄三, 丸井和美. レビー小体病；神経病理学的再評価. 神経研究の進歩. 2004; 48: 399-408.
10) Marui W, Iseki E, Kato M, et al. Pathological entity of dementia with Lewy bodies and its differentiation from Alzheimer's disease. Acta Neuropathol. 2004; 108: 121-8.
11) Collerton D, Burn D, McKeith I, et al. Systemic review and meta-analysis show that dementia with Lewy bodies is a visual-perceptual and attentional-excutive dementia. Dement Geriatr Cogn Disord. 2003; 16: 229-37.
12) Connor DJ, Salmon DP, Sandy TJ, et al. Cognitive profiles of autopsy-confirmed Lewy body variant vs pure Alzheimer's disease. Arch Neurol. 1998; 55: 994-1000.
13) Mormont E, Grymonprez LL, Baisset-Mouly C, et al. The profile of memory disturbance in early Lewy body dementia differs from that in Alzheimer's disease. Rev Neurol. 2003; 159: 762-6.
14) Byrne EJ, Lennox G, Lowe J, et al. Diffuse Lewy body disease: Clinical features in 15 cases. J Neurol Neurosurg Psychiatry. 1999; 52: 709-72.
15) Ballard CG, Holmes C, McKeith IG, et al. Psychiatric mobility in dementia with Lewy bodies: a prospective clinical and pathological comparative study with AD. Am J Psychiatry. 1999; 156: 1039-45.
16) 長濱康弘, 翁 朋子, 鈴木則夫, 他. レビー小体型痴呆の臨床症状と認知機能の特徴. 老年精神医学雑誌. 2004; 15: 759-66.
17) Ballard CG, Aarsland D, McKeith IG, et al. Fluctuations in attention; PD dementia vs DLB with parkinsonism. Neurology. 2002; 59: 1714-20.
18) Cummings JL. Fluctuations in cognitive function in dementia with Lewy bodies. Lancet Neurol. 2004; 3: 266.
19) Mega MS, Masterman DL, Benson F, et al. Dementia with Lewy boidies; relaiability and varidity of clinical and pathplogical criteria. Neurology. 1996; 47: 1403-9.
20) Luis CA, Barker WW, Gajaraj K, et al. Sensitivity and specificity of three clinical

criteria for dementia with Lewy bodies in an autpsy-verified sample. Int J Geriatr Psychiatry. 1999; 14: 526-33.
21) Bradshaw JSM, Hopwood M, Anderson V, et al. Fluctuating cognition in dementia with Lewy bodies and Alzheimer's disease is qualitativewly distinct. J Neurol Neurosurg Psychiatry. 2004; 75: 382-7.
22) Ferman TJ, Smith GE, Boeve BF, et al. DLB fluctuations: specific features that reliably differentiate from AD and normal aging. Neurology. 2004; 62: 181-7.
23) 村山憲男, 井関栄三. レビー小体型認知症における BPSD の特徴とケア・医療. 総合ケア. 2007; 17: 2007-10.
24) 太田一実, 井関栄三, 村山憲男, 他. レビー小体型認知症患者の幻視に対する心理的介入の有用性—2 症例での検討. 精神医学. 2012; 53: 845-53.
25) McSane R, Gedling K, Reading M, et al. Prospective study of relations between cortical Lewy bodies, poor eyesight and hallucinations in Alzheimer's disease. J Neurol Neurosurg Psychiatry. 1995; 59: 185-8.
26) McKeith IG, Galasko D, Kosaka K, et al. Consensus guidelines for the clinical and pathologic diagnosis of dementia with Lewy bodies (DLB): report of the consortium on DLB international workshop. Neurology. 1996; 47: 197-204.
27) Ota K, Iseki E, Murayama N, et al. Three presenile patients in which neuropsychological and neuroimaging examinations suggest possible progression to dementia with Lewy bodies. Psychogeriatrics. 2014; 13: 72-80.
28) Iseki E, Marui W, Nihashi N, et al. Psychiatric symptoms typical of patients with dementia with Lewy bodies—similarity to those of levodopa-induced psychosis. Acta Neuropsychiatr. 2002; 14: 237-41.
29) 丸井和美, 井関栄三, 二橋那美子, 他. レビー小体型痴呆患者にみられる精神症状の特徴. 臨床精神医学. 2002; 31: 657-64.
30) Hirono N, Mori E, Tanimukai S, et al. Distinctive neurobehavioral features among neurodegenerative dementias. J Neuropsychiatry Clin Neurosci. 1999; 11: 498-503.
31) 平山和美, 目黒謙一, 島田真寿美. Nurturing 症候群, 地理的定位錯誤を呈し, Lewy 小体を伴う痴呆と考えられた 1 例. 脳神経. 2003; 55: 782-9.
32) 井関栄三, 藤城弘樹. Capgras 症候群. Clin Neurosci. 2011; 29: 950-1.
33) Josephs KA. Capgras syndrome and its relationship to neurodegenerative disease. Arch Neurol. 2007; 64: 1726-66.
34) Nagahama Y, Okina T, Suzuki N, et al. Classification of psychotic symptoms in dementia with Lewy bodies. Am J Geriatr Psychiatry. 2007; 15: 961-7.
35) Kosaka K. Diffuse Lewy body disease in Japan. J Neurol. 1990; 237: 197-204.
36) 小阪憲司, 井関栄三, 都甲 崇, 他. レビー小体型痴呆. 精神経誌. 2005; 107: 529-44.
37) Aarsland D, Balard C, McKeith I, et al. Comparison of extrapyramidal signs in dementia with Lewy bodies and Parkinson's disease. J Neuropsychiatry Clin Neurosci. 2001; 13: 374-9.
38) Aarsland D, Ballard C, Larsen JP, et al. Marked neuroleptic sensitivity in dementia with Lewy bodies and Parkinsn's disease. J Clin Psychiatry. 2005; 66: 633-7.
39) Burn DJ, Rowan EN, Minetto T, et al. Extrapyramidal features in Parkinson's disease with and without dementia and dementia with Lewy boidies: a cross-sectional comparative study. Mov Disord. 2003; 18: 884-9.

40) Imamura T, Hirono N, Hashimoto M, et al. Fall-related injuries in dementia with Lewy bodies (DLB) and Alzheimer's disease. EurJ Neurol. 2000; 7: 77-9.
41) Clerici F, Ratti PL, Pomati S, et al. Dementia with Lewy bodies with supranuclear gaze palsy: A matter of diagnosis. Neurol Sci. 2005; 26: 358-61.
42) Louis ED, Klatka LA, Liu Y, et al. Comparison of extrapyramidal features in 31 pathologically confirmed cases of diffuse Lewy body disease and 34 pathologically confirmed cases of Parkinson's disease. Neurology. 1997; 48: 376-80.
43) Boeve BF, Silber MH, Ferman TJ, et al. REM sleep behavior disorder in Parkinson's disease and dementia with Lewy bodies. J Gertiatr Psychiatry Neurol. 2004; 17: 146-57.
44) Boeve BF. REM sleep behavior disorder. Updated review of the core features, the REM sleep behavior disorder-neurodegenerative disease association, evolving concepts, controversies, and future directions. Ann N Y Acad Sci. 2010; 1184: 15-54.
45) Molano J, Boeve B, Ferman T, et al. Mild cognitive impairment associated with limbic and neocortical Lewy body disease: a clinicopathological study. Brain. 2010; 133: 540-56.
46) Fujishiro H, Ferman TJ, Boeve BF, et al. Validation of the neuropathologic criteria of the third consortium for dementia with Lewy bodies for prospectively diagnosed cases. J Neuropathol Exp Neurol. 2008; 7: 649-56.
47) Ferman TJ, Boeve BF, Smith GE, et al. Inclusion of RBD improves the diagnostic classification of dementia with Lewy bodies. Neurology. 2011; 77: 875-82.
48) Swanberg MM, Cummings JL. Benefit-risk considerations in the treatment of dementia with Lewy bodies. Drug Safety. 2002; 25: 511-23.
49) McKeith I, Fairbairn A, Parry R, et al. Neuroleptic sensitivity in patients with senile dementia of Lewy body type. BMJ. 1992; 305: 673-8.
50) Ballard C, Grace J, McKeith I, et al. Neuroleptic senstivity in dementia with Lewy bodies and Alzheimer's disease. Lancet. 1998; 351: 1032-3.
51) Wang PS, Schneeweiss S, Avorn J, et al. Risk of death in elderly users of conventional vs. atypical antipsychotic medications. N Engl J Med. 2005; 353: 2335-41.
52) Kuzuhara S, Yoshimura M. Clinical and neuropathological aspects of diffuse Lewy body disease in the elderly. Adv Neurol. 1993; 60: 464-9.
53) Del-Ser T, Munoz DG, Hachinski V. Temporal pattern of cognitive decline and incontinence is different in Alzheimer's disease and diffuse Lewy body disease. Neurology. 1996; 46: 682-6.
54) Horimoto Y, Matsumoto M, Akatsu H, et al. Autonomic dysfunctions in dementia with Lewy bodies. J Neurol. 2003; 250: 530-3.
55) Ballard C, Shaw F, McKeith I, et al. High prevalence of neurovascular instability in neurodegenerative dementias. Neurology. 1998; 51: 1760-2.
56) Kaufman H, Nahm K, Purohit D, et al. Autonomic failure as the initial presentation of Parkinson's disease and dementia with Lewy bodies. Neurology. 2004; 63: 1093-5.
57) Allen L, McKeith I, Ballard C, et al. The prevalence of antomonic symptoms in dementia and their association with physical activity, activities of daily living and quality of life. Dement Geriatr Cogn Disord. 2006; 22: 230-7.
58) 山元敏正, 田村直俊. パーキンソン病の自律神経症状. Brain and Nerve. 2012;

64: 394-402.
59) 太田一実, 井関栄三, 村山憲男, その他. レビー小体型認知症の臨床症状出現に関連する心理社会的要因の検討—アルツハイマー型認知症との比較. 老年精神医学雑誌. 2012; 23: 457-65.
60) Birkett DP, Desouky A, Han L, et al. Lewy bodies in psychiatric patients. Int J Geriatr Psychiatry. 1992; 7: 235-40.
61) 北沢麻衣子, 井関栄三. レビー小体型認知症とうつ. 老年精神医学雑誌. 2014; 24: 47-52.
62) Klatha LA, Louis ED, Schiffer RB. Psychiatric features in diffuse Lewy body disease: A clinicopathologic study using Alzheimer's disease and Parkinson's disease comparison groups. Neurology. 1996; 47: 1148-52.
63) Borroni B, Agosti C, Padovani A. Behavioral and psychological symptoms in dementia with Lewy-bodies (DLB): frequency and relationship with disease severity and motor impairment. Arch Gerontol Geriatr. 2008; 46: 101-6.
64) McKeith IG, Perry RH, Fairbrain AF, et al. Operational criteria for senile dementia of Lewy body type (SDLT). Psychol Med. 1992; 22: 911-22.
65) Yamane Y, Sakai K, Maeda K. Dementia with Lewy bodies is associated with higher scores on the Geriatric Depression Scale than is Alzheimer's disease. Psychogeriatrics. 2011; 11: 157-65.
66) Takahashi S, Mizukami K, Yasuno F, et al. Depression associated with dementia with Lewy bodies (DLB) and the effect of somatotherapy. Psychogeriatrics. 2009; 9: 56-61.

〈井関栄三, 村山憲男〉

IV. 臨床経過・予後

A 臨床経過

　レビー小体型認知症（DLB）の臨床経過や予後は，前述の臨床・病理学的亜型によって異なった特徴を示し，アルツハイマー型認知症（AD）と比較してはるかに多様である．ここでは，パーキンソニズムが先行する認知症を伴うパーキンソン病（PDD）の経過とその特徴については省略するが，狭義のDLBについても，初期にはPDDと一部共通した特徴をもって経過する症例が多くを占めるものの，初期にはこのような特徴を示さず，ADと共通した経過をたどる症例も少なくない．以降に，DLBの臨床経過を「前駆期」，「初期」，「中期」，「後期」に分けてその特徴を解説し，DLBの予後について述べた後に，異なる経過を辿った自験例の2例を呈示する．

1）前駆期

　DLBでは，記憶障害に気づかれる以前の前駆期に，すでにいくつかの特徴ある症状が認められることが多い．これらの症状は，パーキンソン病（PD）の前駆期にみられる抑うつ，嗅覚異常，便秘などの自律神経症状，レム睡眠行動障害（RBD）などの非運動症状とほぼ共通している[1,2]．最も特徴的な症状はRBDであり，多くは必須症状である記憶障害や幻視などの中核症状が出現する以前から気づかれており，10年以上前に家族から指摘されている場合もある．また，抑うつもDLBの前駆期にしばしばみられ，小阪は老年期にうつ病が遷延する場合にはDLBへの移行を考える必要があるとしている[3]．筆者ら[4,5]は，probable DLBと診断された症例で，RBD，抑うつ，嗅覚異常，便秘，立ちくらみ・起立性低血圧などの症状が，各々記憶障害が出現する以前に認められる割合と期間を示し，DLBにはPDと同様に前駆期が存在することを明らかにした．これらの前駆症状を早期に見出すことが，DLBの早期診断に導くことになると考えられるため，別章で詳しく述べる．

Ⅳ. 臨床経過・予後

2) 初期

　DLB の初期には，必須症状である認知機能障害がまず出現する．認知機能障害の中心は記憶障害であるが，初期には記銘や保持に比べて再生の障害が目立つことが多い．患者は忘れっぽくなったという自覚があるが，MMSE（Mini-Mental State Examination）や改訂長谷川式認知症スケール（HDS-R）など簡便な神経心理検査では記憶機能は比較的保たれていることが多く，この時点では認知症のレベルは満たさない．また，時に記憶障害よりも注意障害や構成障害，視空間障害，実行機能障害が目立つことがあるのも特徴的である．この結果，認知症を満たさない初期でも，記憶障害の程度に比べて不釣合いな遂行能力や問題解決能力の低下となって現れる[6,7]．さらに，認知機能の動揺も DLB の初期から出現することが知られており，AD に進行する軽度認知障害（MCI）や初期 AD と診断された患者で認知機能の動揺に気づかれた場合は，DLB への移行を疑う必要がある．他の中核症状である幻視やパーキンソニズムの出現時期は，DLB の臨床・病理学的亜型によって異なる．レビー病理における辺縁型の場合，幻視は認知機能障害に遅れて出現することが多い反面，パーキンソニズムは認知機能障害と相前後して初期から出現し，安静時振戦を伴う典型的なパーキンソニズムを呈することもある．尿失禁や便秘，起立性低血圧などの自律神経症状もこれに伴って初期から認められる．繰り返される転倒や失神，一過性の意識障害が目立つ場合もある．一方，新皮質型の場合，幻視は認知機能障害と相前後して初期から出現し，パーキンソニズムに先立つことが多い．ここでは，安静時振戦は目立たず，動作緩慢，下肢脱力や易転倒性がみられる程度である[6,7]．幻視は，錯視，変形視などの関連症状とともに現れることが多いが，認知機能障害の軽度の初期には，患者に幻視の自覚をもたせて不安を軽減することが可能である．

3) 中期

　中期になり DLB の認知機能障害が進行すると，AD と同様の記憶障害や見当識障害，健忘失語などが顕在化し，認知症のレベルとなる．認知機能障害は，DLB の臨床・病理学的亜型のうち，AD 病理が通常型もしくは AD 型の場合は進行が速いが，純粋型の場合は緩徐に進行する．認知機能の動揺は，初期に比べて目立たなくなる．この時期には，認知機能障害の進行とともに幻視の自覚が失われ，幻視から妄想などに発展して行動化を生じやすくなる．パーキンソニズムに関しては，進行に伴って寡動や筋固縮，歩行障害が顕著になり，視空間障害や起立性

低血圧もあいまって，転倒のリスクが高くなる．幻視や妄想に対して抗精神病薬を使用した結果，パーキンソニズムが悪化して，さらに日常生活動作（ADL）の低下をきたすこともある．このため，介護者の精神的・身体的負担がより大きくなる．

4）後期

　後期になると，認知機能障害はDLBとADで大きな差はなくなる[8]．ただし，認知機能障害が進行すると疎通が困難となるが，DLBではパーキンソニズムのために実際より高度にみえることが多く，DLBではADと異なり発語のほとんどなくなった末期にも失外套状態に陥ることはない．この時期に患者とコミュニケーションをとる際には，こちらからは少ない情報を簡潔に伝えるとともに，患者の反応をゆっくりと待つ姿勢が必要になる．また，この時期には認知機能の動揺や幻視は目立たなくなるが，これは症状の表現手段が乏しくなることも影響している[6,7]．幻視の有無は患者の言葉より，不安な表情で目の前や壁のほうを指さすなど，患者の態度で察知できることが多い．パーキンソニズムは，後期になって四肢・体幹の筋固縮が急速に進行する場合も多く，拘縮を起こして歩行困難となり，寝たきり状態になりやすい．嚥下機能は低下して仮性球麻痺を生じ，自発性の低下も加わって食事摂取が困難となる．誤嚥性肺炎が頻回となり，経鼻栄養や中心静脈栄養，さらに胃瘻の造設が必要となる場合も多い．全身衰弱，免疫機能の低下から感染症に罹患しやすく，様々な合併症を併発するようになり，最終的には呼吸器疾患や循環器疾患などで死亡する[9]．

B 予後

　DLBの平均死亡年齢は68～92歳[10-15]，平均罹病期間は3.3～7.3年[11,13,15,16]と幅があり，DLBの臨床経過と予後の多様性を示している．前述のように，DLBは臨床・病理学的亜型によって経過や予後が異なるが，平均罹病期間はADよりも短く[8,16]，全体としての予後はADより不良であるといえる．発症から1，2年のうちに急速に症状が悪化して，死に至る例もある．

　DLBの予後を悪化させる代表的な因子は，高齢，認知機能障害，パーキンソニズムなどである[17-19]．DLBにおける臨床症状の出現時期や程度は多様であり，経過は前駆期からみると長期間に及ぶ．適切な時期に各症状に対して適切な治療的介入を行うことで，予後を改善することが可能である．治療的介入には，薬物療

Ⅳ. 臨床経過・予後

法，非薬物療法，環境調整，介護者の指導などがある．不適切な薬物療法は予後をかえって悪化させる可能性があり，例えば抗精神病薬に過敏反応を示す DLB 患者の場合，そうでない患者に対して死亡率が2〜3倍増加するという[20]．また，転倒は DLB の予後を不良にする大きな要因であり注意が必要であるが，同時に廃用性症候群の予防のためにも積極的に運動させる必要性も高い．このように，DLB では AD 以上に治療や介護のあり方で経過や予後が左右されやすいため，的確に診断し，症状の特徴に合わせた治療や介護を行うことが必要である[21]．

以下に，前駆症状から始まって，典型的な DLB の経過をたどった1例と，AD の経過をたどって，後に DLB と診断された1例を呈示する．なお，匿名性に配慮し個人が同定されないように病歴に若干の変更を加えている．

C 症例呈示

症例1 ▶ 82歳，男性

5人同胞の第2子として出生した．大学卒業後は事務職に従事し，29歳で結婚，2子をもうけた．65歳で退職した後は，嘱託として75歳まで勤め，その後は妻と二人暮らしをしている．精神・神経疾患に関する家族内負因はない．既往歴は高血圧，不整脈，胃癌の既往．病前性格は，厳格で正直，律儀であったという．

X－4年（78歳）頃に，夜間睡眠時の大声やまさぐり動作が悪夢に伴ってみられることを妻から指摘されていた．また，好きだった碁会所にも行きたがらず，楽しいと思えなくなったと訴えていた．X－2年頃より，新しい出来事が覚えられないなど健忘を自覚した．人や物の名前が出づらく，物の置き忘れも多くなった．近医で頭部 MRI を施行し，大脳萎縮が認められたことより AD 疑いと診断された．X－1年（81歳），計算が苦手となり，書字の際に手のふるえがみられ，動作が緩慢となった．この頃より，「部屋に小さな蛇がいる」，「どうして甥の子供が家にいるんだ」と訴えるようになった．また，「男が何人も家に入り込んでいる」と警察に電話することもあった．日によって普通にみえるときと，混乱したりぼんやりするときがみられた．近医でリスペリドン 2 mg の投与を受けたが，嚥下障害や歩行困難が出現し，服薬を中止した．その後も小刻み歩行は改善せず，立ちくらみや尿失禁がみられるようになった．X年（82歳），診断と治療目的で当院外来に紹介受診となった．

C 症例呈示

　初診時, 礼容は保たれ, 表情の乏しさは目立たず, 発語は小声であるが応答は比較的速やかであった. 言語理解は良好であったが, 質問に答えられずに困惑することもあった. 記銘・近時記憶障害, 時間の見当識障害, 健忘失語, 注意・計算障害, 構成不良などの認知機能障害を認めた. HDS-R 19 点, MMSE 21 点であり, 5 角形模写では質的にも不良な描画であった. ウェクスラー式知能検査 (WAIS-III) では, 言語性 IQ 112, 動作性 IQ 67, 全検査 IQ 91 と認知機能障害は比較的軽度であったが, 動作性 IQ が言語性 IQ より有意に低かった. ウェクスラー式記憶検査 (WMS-R) では, 一般的記憶 65, 言語性記憶 75, 視覚性記憶 57, 遅延再生 63 であり, 特に視覚性記憶が低下していた. ベンダーゲシュタルトテスト (BGT) は Pascal-Suttell 法で 121 点と DLB の cut off 値より高く, 質的にも点や線のふるえとともに, 描画の歪みやゲシュタルトの崩壊が認められた. 精神症状は, 人物幻視, 小動物幻視, 人物誤認, 場所誤認に加えて,「隣の部屋に人の気配がする」など実体的意識性,「机の果物がチーズに変わった」など錯視や変形視,「妻が本当の妻と違っている」などカプグラ症状がみられた. 夕方に多いが日中にもみられ, 幻覚の自覚は乏しく, 不安が強くて抑うつ的な言動もみられた. 疎通性は日によって異なり, 認知機能の動揺がみられた. RBD も週に一度は認められていた.

　神経学的には, 寡動, 小刻み歩行, 前傾姿勢, 姿勢反射障害, 書字拙劣, 四肢の軽度の筋固縮, 動作時振戦がみられ, Hoehn-Yahr 重症度分類で 3 度のパーキンソニズムを認めた. 自律神経症状として, 便秘と起立性低血圧がみられた.

　血液・生化学検査では, 明らかな異常はみられなかった. 画像検査では, 頭部 MRI で軽度のびまん性大脳萎縮と海馬領域の萎縮, 脳室周囲の軽度の側脳室周囲病変 (PVH) が認められた (図 1). 脳 FDG-PET では, 一次視覚野を含めた後頭葉から頭頂葉の一部にびまん性の糖代謝低下が認められた (図 2). MIBG 心筋シンチグラフィーでは初期, 後期ともに心臓/縦隔比 (H/M 比) が低下し, Washout rate が亢進していた.

　以上の結果から, 進行性の認知機能障害, 幻視, 認知機能の動揺, パーキンソニズム, RBD, 抗精神病薬に対する過敏性など, DLB のほぼ全ての中核症状と示唆症状を満たし, 自律神経症状や抑うつなどの支持症状も早期からみられており, 画像検査もこれを支持していることから, probable DLB と診断した.

　治療としては, 認知機能障害と幻視に対してドネペジル 5 mg, 不安と抑うつに対してミアンセリン 10 mg, パーキンソニズムに対してレボドパ 200 mg を開始

Ⅳ. 臨床経過・予後

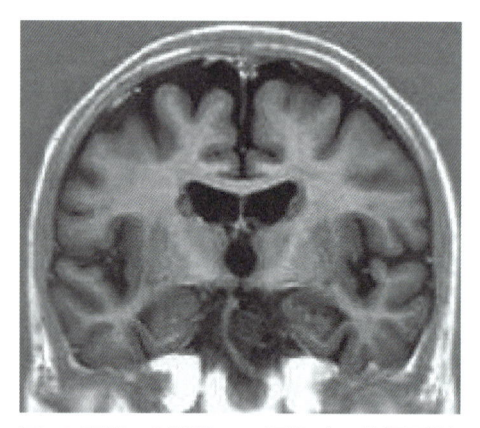

図1 ● 症例1の頭部MRI画像（T1強調画像）

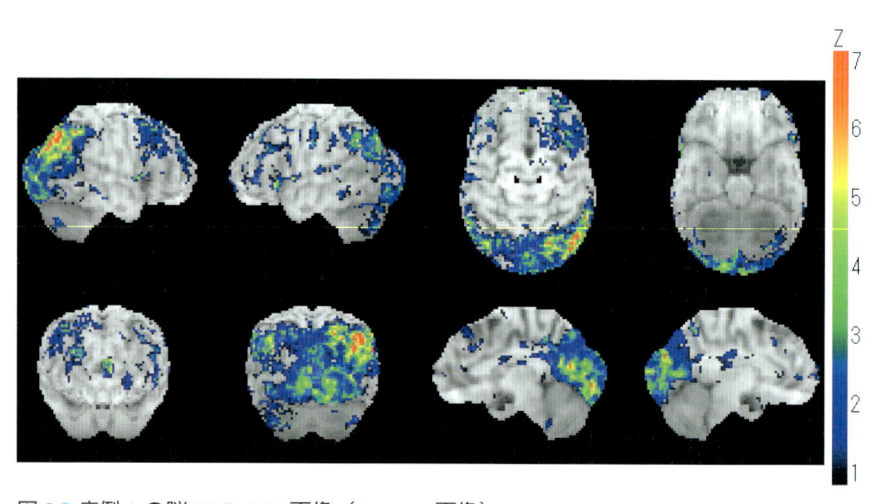

図2 ● 症例1の脳FDG-PET画像（3D-SSP画像）

した．幻視の改善がみられず，このための混乱が強かったことから，クエチアピン50mgを開始した．X+2年（84歳），精神症状は目立たないものの，認知機能障害は進行し，HDS-R 12点，MMSE 10点と低下した．また，パーキンソニズムも進行してHoehn-Yahr 4度となり，起立性低血圧も顕著で，レボドパ400mgとドロキシドパ200mgを投与しているが，自立歩行が困難となった．その後も，妻の介護と福祉のサポートにより在宅生活を続けている．

症例2 65歳，男性

　3人同胞の第1子として出生した．大学卒業後は会社の事務職に従事し，28歳で結婚，2子をもうけた．子供が独立した後は妻と二人暮らしとなった．精神・神経疾患に関する家族内負因はない．既往歴は高血圧と高脂血症．病前性格は，真面目，穏やか，社交的であったという．

　X-6年（55歳）頃より，健忘に気づかれ，聞いたことを忘れて聞き返したり，置き忘れが頻回となった．人や物の名前が出づらいことにも気づかれた．X-4年，近医神経内科に受診し，認知機能検査，頭部MRI，脳SPECTなどを施行し，若年性ADとしてドネペジル5 mgで治療を開始した．X-3年には少し前のことを忘れ，仕事の段取りができず，日付がわからない，外出すると戻れないことが多くなり，退職した．X-1年には，「家の中に知らない男が立っている」，「壁に文字が浮き出て見える」などの幻視や錯視が出現．「息子が悪口を言っている」，「（生きている）母親が死んでしまった」など幻聴や妄想による訴えがみられた．その後，「家に借金取りが来ている」，「出て行けと言っても人が次々に入ってくる」と弁護士に訴えようとするなど，幻視と妄想に基づく行動が目立ち，家族が対応困難となった．X年（61歳），通院中の近医にADではないかもしれないと言われ，診断と治療目的で当院外来に紹介受診となった．

　初診時，無精ひげで礼容は不十分であり，表情は乏しい．言語理解はある程度保たれており，家族構成，生年月日などは正答するも，質問のほとんどに対して妻の顔をみる．記銘・記憶障害，時間・場所の見当識障害，健忘失語，注意・計算障害，構成不良，視空間障害，ゲルストマン症候群などの認知機能障害を認めた．HDS-R 5点，MMSE 7点，WAIS-Ⅲでは言語性IQ 53，動作性IQ 46，全検査IQ 45と認知機能障害はかなり高度であった．WMS-Rでは，一般的記憶，言語性記憶，視覚性記憶，遅延再生のいずれも50ないし50以下と顕著な記憶障害を認めた．構成障害が目立ち，BGTは施行できなかったが，他の視覚認知機能検査で視覚認知障害が明らかであった．また距離感がつかめず，離れた物を取るのに時間がかかった．精神症状については，的確に表現できないものの，診察室の壁を指差して，「あそこにいるのは誰だ」と大声で叫ぶなど情動不安定で，幻視の存在がうかがわれた．妻によると，一応の会話ができるときと，まったく答えずに呆然としているときがあるという．神経学的には，動作緩慢であるが，前傾・小刻み歩行ではなく，姿勢反射障害，四肢筋固縮，振戦などのパーキンソニズムは明

Ⅳ. 臨床経過・予後

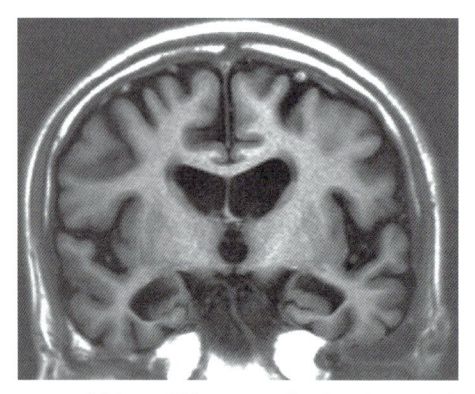

図3● 症例2の頭部MRI画像（T1強調画像）

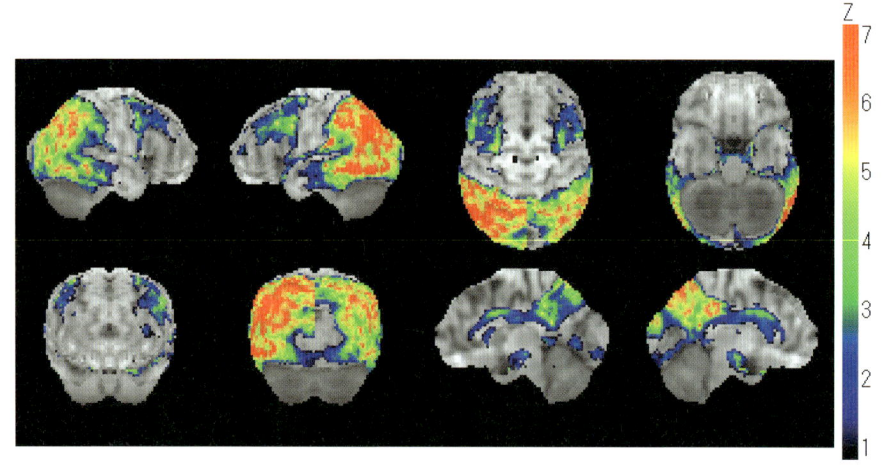

図4● 症例2の脳FDG-PET画像（3D-SSP画像）

らかでなかった．RBDや自律神経症状もみられなかった．
　血液・生化学検査では，明らかな異常はみられなかった．画像検査では，頭部MRIで軽度のびまん性大脳萎縮がみられ，海馬領域の萎縮は中等度であった．頭頂葉や後頭葉に強調される萎縮はみられなかった．血管性病変は認められなかった（図3）．脳FDG-PETでは，側頭・頭頂連合野と後部帯状回に顕著な糖代謝低下がみられ，さらに後頭葉に連続して一次視覚野にも及んでいた（図4）．
　以上の結果から，進行性の認知機能障害，幻視，認知機能の動揺がみられ，

probable DLB の基準を満たしていた．AD 型 DLB が疑われたが，AD の亜型である PCA（posterior cortical atrophy）も否定できなかった．治療は，ドネペジル 5 mg に加えて，幻視と情動不安定にクエチアピン 50 mg，抑肝散 7.5 g を開始した．また，夜間のむずむず足症候群にプラミペキソール 0.5 mg を加えた．その後，幻視，妄想に基づく情動不安定は改善していたが，X＋1 年に，前傾・小刻み歩行，上半身が右に傾斜，軽度の四肢筋固縮，動作時振戦などパーキンソニズムが明らかとなった．この時点の MIBG 心筋シンチグラフィーでは，H/M 比は初期で境界値，後期で低下し，Washout rate も亢進しており，PCA は否定的で，AD 型 DLB と確診した．レボドパ 200 mg を開始し，歩行，姿勢はある程度改善した．X＋2 年には，疎通が低下し，会話は名前など簡単な受け答えのみとなった．ドネペジル 10 mg に増量し，その後メマンチンを加えて 20 mg まで増量した．X＋3 年には，夜間の大声や手を振り回すなど RBD，発汗異常や姿勢による血圧変動もみられていた．X＋4 年（65 歳），四肢筋固縮が顕著で歩行不可，車椅子で前屈位となり，Hoehn-Yahr 重症度分類で 4 度のパーキンソニズムを認めた．自発語はほとんどなく，疎通は不可．介助者の妻が亡くなったため，特別養護老人ホームに入居している．

文献

1) Savica R, Rocca WA, Ahlskog JE. When does Parkinson disease start? Arch Neurol. 2010; 67: 798-801.
2) Stern MB, Siderowf A. Parkinson's at risk syndrome; can Parkinson's disease be predicted? Mov Disord. 2010; 25(Suppl. 1): S89-93.
3) 小阪憲司．レビー小体型認知症の初期．In: 朝田 隆，編．軽度認知障害（MCI）．東京：中外医学社；2007. p.264-9.
4) 藤城弘樹，千葉悠平，井関栄三．レビー小体型認知症の分類・病期と診断．老年精神医学雑誌．2011；22：1297-307.
5) Fijishiro H, Iseki E, Nakamura S, et al. Dementia with Lewy bodies: early diagnostic challenges. Psychogeriatrics. 2013; 13: 128-38.
6) 井関栄三．レビー小体型認知症の精神症状・神経症状．精神医学．2007；49：691-7.
7) 井関栄三．レビー小体型認知症．医学のあゆみ．2010；235：719-24.
8) Monique MW, Chengjie X, John CW, et al. Survival and mortality differences between dementia with Lewy bodies vs Alzheimer disease. Neurology. 2006; 67: 1935-41.
9) 内海雄思，村山憲男，井関栄三．レビー小体型認知症の経過・予後．老年精神医学雑誌．2009；20：618-22.
10) Drach LM, Steinmets HSS, Wach S, et al. High proportion of dementia with Lewy bodies in the hospital in Germany. Int J Geriatr Psychiatry. 1997; 12: 301-6.
11) Papka M, Rubio A, Schiffer RB. A review of Lewy body disease, an emerging con-

IV. 臨床経過・予後

cept of cortical dementia. J Neuropsychi Clinical Neurosci. 1998; 10: 267-79.
12) Lindboe CF, Hansen HB. The frequency of Lewy bodies in a consective autopsy series. Clin Neuropathol. 1998; 17: 204-9.
13) Kosaka K, Iseki E. Clinicopathological studies on diffuse Lewy body disease. Neuropathology. 2000; 20: 1-7.
14) Parkkinen L, Soininen H, Laakso M, et al. Alpha-synuclein pathology is highly dependent on the case selection. Neuropathol Appl Neurobiol. 2001; 27: 314-25.
15) Akatsu H, Takahashi M, Matsukawa N, et al. Subtype analysis of neuropathologically diagnosed patients in Japanese geriatric hospital. J Neurol Sci. 2002; 196: 63-9.
16) Perry RH, Irving D, Blessed G, et al. Senile dementia of Lewy body type. A clinically and neuropathologically distinct from of Lewy body dementia in the elderly. J Neurol Sci. 1990; 95: 119-39.
17) Wenning GK, Seppi K, Jellinger K, et al. Survival of patients with dementia with Lewy bodies: a meta-analysis of 236 posmortem confirmed cases. Neurology. 2000; 54(Suppl): 391-2.
18) Helmes E, Bowler JW, Merskey H, et al. Rates of cognitive decline in Alzheimer's disease and dementia with Lewy bodies. Dement Geriatr Cogn Disord. 2003; 15: 67-71.
19) Williams MM, Xiong C, Morris JC, et al. Survival and mortality differences between dementia with Lewy bodies vs Alzheimer disease. Neurology. 2006; 67: 1935-41.
20) 吉田光宏, 山田正仁. レビー小体型認知症. In: 認知症学会, 編. 認知症テキストブック. 東京: 中外医学社; 2008. p.268-81.
21) 村山憲男, 井関栄三. レビー小体型認知症における BPSD の特徴とケア・医療. 月刊総合ケア. 2007; 17: 29-33.

〈井関栄三, 村山憲男〉

V. 診断

1. 臨床診断基準・診断法

　レビー小体型認知症（DLB）は，進行性の認知機能障害，特有の精神症状，パーキンソニズムを主症状とする臨床症候群であると同時に，病理学的には大脳から脳幹に及ぶ中枢神経系と自律神経系の神経細胞脱落とレビー小体の出現を特徴とする臨床・病理学的疾患概念であり，臨床診断基準とともに病理診断基準を有する[1,2]．DLB の臨床診断は，詳細な臨床経過の把握と，問診，一般身体所見，神経学的所見，認知機能および精神症状の評価に基づく精神・神経学的現症の把握から，臨床診断基準に照らして下される．第1回国際ワークショップ[1]における DLB の臨床診断基準では，進行性の認知機能障害が必須症状であり，中核症状として認知機能の動揺，幻視，パーキンソニズムの3つが示されている．しかし，中核症状による DLB の臨床診断の特異度は高いものの，感度が低いことが指摘された．このため，第3回国際ワークショップ[2]では，示唆症状として，レム睡眠行動障害（RBD），抗精神病薬に対する過敏性，基底核のドパミントランスポーターによる取り込みの低下が追加された．必須症状に加えて，中核症状あるいは示唆症状の1つがあれば possible DLB（臨床上疑い例），中核症状が2つ以上，あるいは中核症状が1つと示唆症状が1つあれば probable DLB（臨床上ほぼ確実例）と診断される．さらに支持的特徴，否定的特徴が付記されている（表1）．各臨床症状・検査についての詳細は別章に譲り，以下に認知症疾患における DLB の鑑別診断を念頭において，おおよその臨床診断の手順を示す．

A 病歴聴取と精神・神経学的診察

1）既往歴の重要性

　初診時に既往歴を聴取することは当然であるが，脳血管性障害の危険因子について評価するばかりでなく，DLB を疑う契機として役立つ場合がある．早期診断

V. 診断

表1● レビー小体型認知症の臨床診断基準（文献2より）
1. 必須症状：正常な社会および職業活動を妨げる進行性の認知機能低下として定義される認知症．顕著または持続的な記憶障害は病初期には必ずしも生じず，通常進行とともに顕在化する．
2. 中核症状：
    a．注意や覚醒レベルの変動を伴う認知機能の動揺
    b．現実的で詳細な内容で，反復性に現れる幻視
    c．自然発生的なパーキンソニズム
3. 示唆症状：
    a．REM睡眠行動障害
    b．顕著な抗精神病薬に対する感受性の亢進
    c．基底核のドパミントランスポーターの取り込み低下
4. 支持症状：
    a．繰り返す転倒と失神
    b．一過性の原因不明な意識障害
    c．高度の自律神経機能異常
    d．幻視以外の幻覚
    e．体系化された妄想
    f．抑うつ状態
    g．CT/MRI画像における比較的保持された側頭葉内側
    h．SPECT/PETによる機能画像での後頭葉の機能低下
    i．MIBG心筋シンチグラフィーの取り込みの低下
    j．脳波の徐波化および側頭葉の一過性鋭波
5. DLBの診断を支持しない特徴
    a．局在性神経徴候や脳画像で脳血管障害が明らかに存在する
    b．臨床像を部分的，全体的に説明しうる他の身体疾患，脳疾患が存在する
    c．認知症の進行期にはじめてパーキンソニズムが出現する
6. 症状の時間的経過
    パーキンソニズムが認められる場合，パーキンソニズム発症前あるいは同時に認知症が発症している場合，DLBと診断する．認知症を伴うPD（PDD）という診断名は，PDの診断が診断された後に認知症が発症した場合に使用されるべきである．臨床場面では，レビー小体病という用語が使用される場合もある．研究目的では，DLBとPDDを区別する必要があり，認知症の発症とパーキンソニズムの出現時期における1年ルールを引き続き適応することとする．また，DLBとPDDの両者をレビー小体病やシヌクレイオパチーのように統合的にとらえることが可能である．

の別章で述べるが，中核症状の出現前に前駆症状が先行することから，既往歴に自律神経症状，嗅覚障害，抑うつ，RBD，便秘などの症状をもつ認知症症例は，DLBである可能性を念頭におく[3]．嗅覚障害や便秘は臨床診断基準の項目に含まれていないが，前駆症状の多くは臨床診断基準の示唆症状ないし支持症状の項目に一致している．具体的には，便秘症として下剤の常用や，原因不明の失神，うつ病の病歴聴取の有無などである．Vardyら[4]の報告では，DLB患者の25%にせ

ん妄が疑われた病歴を有するのに対して，アルツハイマー型認知症（AD）患者では7%にのみ認められ，せん妄の既往歴を有する頻度が高いことが示されている．

2）必須症状について

　必須症状である進行性の認知機能障害は，通常は記憶障害で始まるが，病初期から注意障害や視空間障害，実行機能障害，作業記憶障害，構成障害などがみられることが多い．認知機能障害の評価については，別章の「Ⅳ．検査-1．神経心理学的検査」で詳述するが，実際の臨床場面では，家族・介護者からの情報は重要である．病初期では記憶障害が目立たないことも多く，患者本人からの聴取が可能であるが，日常生活での様子を把握することは認知機能の変動の有無も含め，認知機能障害を評価する上で役立つ．DLB患者では，手術後などのストレスを契機として急激に認知機能障害が悪化し，せん妄と鑑別が難しいこともある．神経変性疾患として，長期的には緩徐進行性の病態を示すが，比較的急激に発症する症例も多いので注意が必要である．

3）中核症状について

　Probable DLBの臨床診断には，1つ以上の中核症状を有することが必要となる．認知機能の動揺は，注意や明晰さの著明な変化を伴い，数分から数時間，時に数週から数カ月に及ぶことがある．注意・覚醒レベルの変動に関連しており，茫呼とした状態，日中の傾眠や覚醒時の混乱がしばしばみられる．記憶や了解もよく日時や病院名などの見当識も答えられる時もあれば，悪い時には疎通が困難で，状況や周辺環境の理解もできないことがある．ADにおいても良い日と悪い日のように時間感覚が長く，主に記憶障害に関連したエピソードの混乱がみられるが，DLBでは時間感覚が短く，一過性，周期性に覚醒度や注意力が低下する．同じ作業においてもできる日とできない日がないか，疎通が良いときと疎通が悪いときはないかなど，介護者に多面的に変動について尋ねることが有用である．しかし，評価者間の信頼度に乏しく，認知機能の動揺を客観的に捉えることが困難であることから，質問紙票において，「夜間の十分な睡眠にもかかわらず日中の傾眠を認める」，「2時間以上の昼寝をする」，「宙への凝視がある」，「まとまりのない発話をする」の4項目のうち3つ以上を認めるとDLBの鑑別に有用であることも報告されている[5]．

V. 診断

　DLBに特徴的な幻視は，鑑別診断上の重要度が最も高い臨床症状である．典型的には，反復性で，具体的で詳細な内容のものであり，人物や小動物が家の中に入ってくると表現されることが多い[2]．幻視の機序としては，覚醒睡眠障害，視覚認知障害の関与が想定されている．幻視の有無やその内容は，患者ないし家族からの聴取により，Neuropsychiatric Inventory（NPI）などの評価法によってチェックされる[6]．幻視の基盤にあるとされる視覚認知障害の評価法については，別章の「神経心理学的検査」で詳述する．AD症例においても幻視を認めることがあるとされるが，ADと比較した場合，DLBでは病初期に幻視が出現することが特徴である．臨床・病理学的検討によると，全経過を通じた幻視の出現頻度は，DLBとADで有意差を認めなかった[7]．しかし，認知症発症後5年以内に幻視が出現する頻度は，ADと比較してDLBで有意に高く，その症例がDLBであるオッズ比は，4～5倍であった．実際の臨床場面では，ADと診断されている患者で典型的な幻視が現れた場合は，DLBを疑って改めて検査を追加する必要がある．

　パーキンソニズムは，典型的な場合は，寡動・筋固縮・振戦がみられ，小刻み歩行・前傾姿勢・姿勢反射障害・構音障害・仮面様顔貌などパーキンソン病（Parkinson's disease：PD）でみられるものと差異はないが，PDに比して左右差が少なく，寡動，筋固縮，姿勢反射障害が目立つことが多い．安静時振戦は通常認められないことが多い．パーキンソニズムの評価法として，Hoehn-YahrのPD重症度[8]の他に，Unified Parkinson's Disease Rating Scale（UPDRS）運動スコア[9]がある．Ballardら[10]は，DLBのパーキンソニズムの評価尺度として，UPDRSにおける安静時振戦，動作時振戦，寡動，仮面様顔貌，筋固縮の5項目（UPDRS-5）が，認知機能障害の程度に関係なく，信頼性と妥当性があることを報告している．65歳以上の地域在住高齢者を対象としたパーキンソニズムについての調査研究では，34％にパーキンソニズムを認め，加齢とともにその頻度が増大することが報告されている[11]．ただし，高齢者では整形外科疾患の頻度も高く，横断的にパーキンソニズムの有無を判断することは慎重を要する．

4）示唆症状について

　レム睡眠行動障害（RBD）は，レム睡眠期に出現するべき抗重力筋の筋活動抑制が欠如し，夢内容に伴う精神活動が行動化を示し，時に患者本人あるいはベッドパートナーに怪我を生じる危険性がある病態である．PDやDLBなどレビー小体病の発症に数年あるいは数十年先行することが多く，RBDに認知機能障害を伴

えばレビー小体病である可能性が大きく，疾患特異性が高い[12]．縦断的臨床・病理学的検討では，DLBの全経過を通じて約75%にRBDが認められ，RBDを主要症状とすることでDLBの臨床診断率が向上することが明らかとなっている[13]．認知症発症時には少なくとも50%以上のDLB患者においてRBDを認め，診断的意義が高い臨床症状である．睡眠障害国際分類第2版では，RBDの確定診断には，睡眠ポリグラフ検査（polysomnography：PSG）が必須とされている．しかし，認知機能障害や精神症状を認めるDLB患者を対象にPSG検査を施行することが困難であることも多く，簡便に質問紙票などを用いた臨床診断の妥当性が報告されている[14,15]．

抗精神病薬に対する過敏性は，DLB患者にしばしば認められ，これまでの臨床経過を吟味する必要がある．精神症状に対して投与され，顕著なパーキンソニズムを生じた臨床経過を有する場合，薬剤性パーキンソニズムとの鑑別も必要となり，診断に苦慮することが少なくない．DLBが疑われた患者で抗精神病薬の投与が必要である場合，薬剤を選び，少量から開始して錐体外路症状の急激な発症を防止し，漸増することが重要である．

5）支持症状について

繰り返される転倒は，パーキンソニズムと関係するだけでなく，DLBの視覚認知障害や構成障害，抗不安薬，睡眠導入薬の関与が報告されている[16]．また，失神の既往もしばしば認められ，精査するも明らかな病因が特定できていない場合がある．一過性の意識障害は，中核症状である認知機能の動揺や失神との関係が疑われるが，病態は明らかでない．家族が呼びかけてもDLB患者が返事をしないため，救急外来を受診するものの，頭部CT/MRIやECGをはじめとした検査で明らかな異常を認めず，しばらくして患者が覚醒して帰宅することがある．このように，繰り返す転倒，失神，一過性の意識障害については，病歴聴取が主体となり，複合的な病態が関与していると考えられる．高齢患者では複数の身体疾患を併発していることが多く，他科との連携は重要である．

自律神経障害を評価する場合には，体位変換試験（能動的起立試験とhead-up tilt試験），頸動脈洞マッサージ検査，バルサルバ試験，心電図R-R間隔変動などがある．外来診察で比較的簡便に施行可能な検査として，能動的起立試験がある．能動的起立負荷3分以内に，収縮期血圧で20 mmHgまたは拡張期血圧で10 mmHg以上の血圧低下をきたした場合に起立性低血圧とみなすとされている．さ

V. 診断

らに簡便な方法として問診も有効であり，AD 患者と記憶障害出現時の自律神経症状の有無を比較した場合，3 日以上の便秘（47.1％），立ちくらみ（23.5％），唾液分泌の過多（20.6％）が有意に DLB 患者で高頻度に認められた[17]．最近，DLB 患者では高炭酸換気応答が著しく障害されていることが報告され，呼吸調節機能における自律神経障害も明らかとなっている[18]．

幻視以外の幻覚では，実際に存在しないが，「周囲にヒトの気配がする」という実体的意識性や体感幻覚が認められ，幻視に比較してその頻度は少ないが，幻聴も認められることがある．妄想では，妻の顔を他人と見間違える人物誤認や，自宅にいても自宅ではないと主張する場所誤認がみられる．これらの誤認と幻視から，家の中に他人が住んでいるという幻の同居人妄想，親しいものが瓜二つの偽物と入れ替わってしまったというカプグラ症状，同じ自宅が複数あるという重複記憶錯誤など，妄想性誤認症候群に発展することがある．カプグラ症状は，DLB に親和性のある精神症状であることが明らかとなっており，診断上重要である[19]．

抑うつは，NPI を用いて検討した先行研究によると，軽症の DLB 患者でも 6 割以上に抑うつを認めることが報告されている[20]．また，大うつ病エピソードを満たす抑うつも DLB 患者のおよそ 3 割にみられることが報告され，DLB では AD に比較して抑うつの頻度が高いと考えられる．DLB の臨床診断に至った 55 例の初期診断名について後方視的に検討した研究では，46％が大うつ病であり，病初期における DLB の鑑別診断として重要である．

6）前駆症状について

RBD，抑うつ，起立性低血圧，便秘，嗅覚障害などの前駆症状を見出すことが早期診断ばかりでなく，鑑別診断にも重要である．自律神経症状は病期の進行とともに悪化するが，RBD は認知機能障害の進行とともに目立たなくなることが多い．そのため，診察時の病期によって各症状の頻度は異なるので，注意が必要である．これについては，別章の「V．診断-2．前駆状態・早期診断」で詳述する．このなかで，嗅覚障害は臨床診断基準には含まれていないが，AD と比較した場合，病初期から認められ，その程度も著しいことが明らかとなっている[21]．問診でも確認できることが多いが，客観的評価方法として，日本人の特性に合わせたキットが作成されている[22]．

1. 臨床診断基準・診断法

B DLB の診断を支持しない特徴と鑑別診断

　DLB の臨床診断基準[2]には，DLB らしくない特徴として，1）局所性神経症状や，脳画像で脳血管障害が明らかに存在するとき，2）臨床像を部分的・全体的に説明しうる他の身体疾患，脳疾患が存在するとき，3）認知症の進行期にはじめてパーキンソニズムが出現したとき，の 3 項目があげられている．中核症状である幻視やパーキンソニズムは，脳血管性障害においてもしばしば出現し，さらにDLB 患者は多くは高齢者であることから，脳血管性障害や様々な身体疾患を併存していることがほとんどである．そのため，併存する脳血管性障害や身体疾患をきちんと把握することが必要であり，DLB が進行性変性疾患であることを念頭におき，臨床経過が DLB に合致するかどうかを検討する必要がある．進行性核上性麻痺，皮質基底核変性症，前頭側頭型認知症などのパーキンソニズムを示す進行性変性疾患は，各々の疾患に特徴的な臨床所見および画像検査所見から，DLBと鑑別する．AD の進行期にもパーキンソニズムが出現することがあり，DLB と鑑別しなくてはならないが，幻視など他の中核症状や示唆症状，画像検査所見などにより鑑別する．

C DLB の 1 年ルール

　認知機能障害の発症がパーキンソニズム発症前，あるいは，パーキンソニズム発症後の 1 年以内の場合を DLB とし，パーキンソニズムが 1 年以上認知機能障害に先行する場合を PDD とする「1 年ルール」を用いることが推奨されている．しかし，臨床・病理学的検討の結果，DLB と認知症を伴うパーキンソン病（PDD）の類似性や連続性が数多く報告され，「1 年ルール」に根拠はなく，あくまで操作的な基準に過ぎないことに留意が必要である．レビー小体病あるいはシヌクレイノパチーという包括的な診断名がしばしば有用と記載されている[2]．

D 臨床診断を正しく行うために考慮すべきこと

　これまで述べてきたような中核症状や示唆症状の有無のみを根拠として，DLBを操作的に臨床診断するのではなく，支持症状やその他の前駆症状も含め，縦断的に各臨床症状を吟味することが必要と考えられる．DLB は精神・神経症状が主体となる認知症疾患であるが，主に高齢患者であり，整形外科，循環器科，眼科領域などの疾患が各臨床症状を修飾し，鑑別診断を困難とする場合がある．著しい精神症状を呈することも少なくなく，的確な臨床診断に至るために，各科の連

V. 診断

携が必要となる場合も多い．以上の臨床経過と現症からprobable DLBやpossible DLBを疑ったときには，別章で述べる神経心理検査や脳画像検査などを実施して，DLBに特徴的な支持的所見が得られれば，DLBの臨床診断がより確定的なものとなる．

この際，DLBは変性性神経疾患であるため，各臨床症状の出現時期を考慮し，臨床経過が全体として緩徐進行性であるか否かを吟味することも重要である．さらに，個々の患者で各臨床症状の出現時期に多様性があるため，横断的診断には柔軟な対応が必要である．DLBの鑑別診断を行う場合，高齢者が対象となることが多く，併存する他の身体疾患，脳疾患による症状を除外することが困難なことがあり，横断的な症状の組み合わせよりも，縦断的な視点に基づいて臨床診断することが重要である．たとえば，RBDは認知機能障害の発症に先行することが多く疾患特異性が高いため，中核症状ではないもののDLBと診断する際に重要な臨床症状となっている．また，病初期における誤認やカプグラ症状などの疾患特異性の高い症状に注目することもDLBの診断に役立つ．また，原因不明の意識障害や失神の既往などの自律神経障害を示唆する病歴も，DLBを疑う契機となる．さらに，改訂版の臨床診断基準には含まれていないが，DLBでは嗅覚障害が病初期に認められることが明らかとなっている．次章でDLBの前駆状態について言及するが，前駆期を含めて縦断的に臨床経過を把握することが，DLBの臨床診断には有効である．

文献

1) McKeith IG, Galasko D, Kosaka K, et al. Consensus guidelines for the clinical and pathologic diagnosis of dementia with Lewy bodies（DLB）: report of the consortium on DLB international workshop. Neurology. 1996; 47: 197-204.
2) McKeith IG, Dickson DW, Lowe J, et al. Diagnosis and management of dementia with Lewy bodies; Third report of the DLB consortium. Neurology. 2005; 65: 1863-72.
3) Fujishiro H, Iseki E, Nakamura S, et al. Dementia with Lewy bodies: early diagnostic challenges. Psychogeriatrics. 2013; 13: 128-38.
4) Vardy E, Holt R, Gerhard A, et al. History of a suspected delirium is more common in dementia with Lewy bodies than Alzheimer's disease: a retrospective study. Int J Geriatr Psychiatry. 2014; 29: 178-81.
5) Ferman TJ, Smith GE, Boeve BF, et al. DLB fluctuations: specific features that reliably differentiate DLB from AD and normal aging. Neurology. 2004; 62: 181-7.
6) Cummings JL, Mega M, Gray K, et al. The Neuropsychiatric Inventory: comprehensive assessment of psychopathology in dementia. Neurology. 1994; 44: 2308-14.

7) Ferman TJ, Arvanitakis Z, Fujishiro H, et al. Pathology and temporal onset of visual hallucinations, misperceptions and family misidentification distinguishes Dementia with Lewy bodies from Alzheimer's disease. Parkinsonism Relat Disord. 2013; 19: 227-31.
8) Hoehn M, Yahr M. Parkinsonism: onset, progression and mortality. Neurology. 1967; 17: 427-42.
9) Fahn S, Elton RL. UPDRS Development committee. The Unified Parkinson's Disease Rating Scale. In: Fahn S, Marsden CD, Calne DB, editors. Recent Developments in Parkinson's Disease. Florham Park, NJ: Macmillan Healthcare Information; 1987. p.153-63.
10) Ballard C, McKeith I, Burn D, et al. The UPDRS scale as a means of identifying extrapyramidal signs in patients suffering from dementia with Lewy bodies. Acta Neurol Scand. 1997; 96: 366-71.
11) Bennett DA, Beckett LA, Murray AM, et al. Prevalence of parkisonian signs and associated mortality in a community population of older people. N Engl J Med. 1996; 334: 71-6.
12) Boeve BF. REM sleep behavior disorder. Updated review of the core features, the REM sleep behavior disorder-neurodegenerative disease association, evolving concepts, controversies, and future directions. Ann NY Acad. 2010; 1184: 15-54.
13) Ferman TJ, Boeve BF, Smith GE, et al. Inclusion of RBD improves the diagnostic classification of dementia with Lewy bodies. Neurology. 2011; 77: 875-82.
14) Boeve BF, Molano JR, Ferman TJ, et al. Validation of the Mayo Sleep Questionnaire to screen for REM sleep behavior disorder in an aging and dementia cohort. Sleep Medicine. 2011; 12: 445-53.
15) Sasai T, Matsuura M, Wing YK, et al. Validation of the Japanese version of the REM sleep behavior disorder questionnaire (RBDQ-JP). Sleep Med. 2012; 13: 913-8.
16) Kudo Y, Imamura T, Sato A, et al. Risk factors for fall in community-dwelling patients with Alzheimer's disease and dementia with Lewy bodies; Walking with visuocognitive impairment may cause a fall. Dement Geriatr Cogn Disord. 2009; 27: 136-46.
17) Chiba Y, Fujishiro H, Iseki E, et al. Retrospective survey of prodromal symptoms in dementia with Lewy bodies: comparison with Alzheimer's disease. Dement Geriatr Cogn Disord. 2012; 33: 278-81.
18) Mizukami K, Homma T, Aonuma K, et al. Decreased ventilator response to hypercapnia in dementia with Lewy bodies. Ann Neurol. 2009; 65: 614-7.
19) Josephs KA. Capgras syndrome and its relationship to neurodegenerative disease. Archive of Neurology. 2007; 64: 1726-66.
20) 水上勝義. DLBとうつ状態 精神経誌. 2012; 114: 289-96.
21) Williams SS, Williams J, Combrinck M, et al. Olfactory impairment is more marked in patients with mild dementia with Lewy bodies than those with mild Alzheimer disease. J Neurol Neurosurg Psychiatry. 2009; 80: 667-70.
22) Iijima M, Kobayashi T, Saito S, et al. Smell identification in Japanese Parkinson's disease patients: Using the odor stick identification test for Japanese subjects. Inter Med. 2008; 47: 1887-92.

〈藤城弘樹，井関栄三〉

V. 診断

2. 前駆状態・早期診断

　レビー小体型認知症（DLB）はアルツハイマー型認知症（AD）に次いで頻度の高い変性性認知症疾患である．近年，ADの前駆状態としての軽度認知障害（MCI）における神経心理・脳画像学的特徴が明らかとなり，ADの早期診断と早期介入の重要性が高まっている．一方，DLBの早期診断に関する臨床知見はきわめて乏しく，これはDLBの初発症状を定義することが困難であることによっている．その理由として，ADと異なり記憶障害以外に注意障害や視覚認知障害が認知機能障害の初発症状となる場合があること，DLBの認知機能障害が動揺性を呈すること，認知機能障害に先行してレム睡眠行動障害（RBD）・抑うつ・自律神経症状などの多彩な精神・神経症状を呈することが多いこと，DLBと認知症を伴うパーキンソン病（PDD）の異同が明確にされていないこと，などがあげられる．

　本章では，DLBの前駆状態をどのように捉えるべきか，早期診断のために臨床の現場においてどのような点に注意する必要があるかを解説する．

A DLBの前駆状態

　DLBは多彩な精神・神経症状を呈するため，DLBの前駆状態においては，認知機能障害が目立たず，MCIの基準も満たさない患者も存在する．このようなDLBの臨床症状の多様性には，背景にあるレビー病理の進展様式の多様性が関与していると考えられる．そのため，DLBの前駆状態を理解するためには，レビー病理を背景とする疾患で，DLBとともにレビー小体病に含まれるパーキンソン病（PD）における知見が有用となる．

　PD患者において，認知機能障害，幻覚，抑うつ，嗅覚異常，便秘などの自律神経症状，RBDなどが比較的高い頻度で合併することが知られており，パーキン

V. 診断

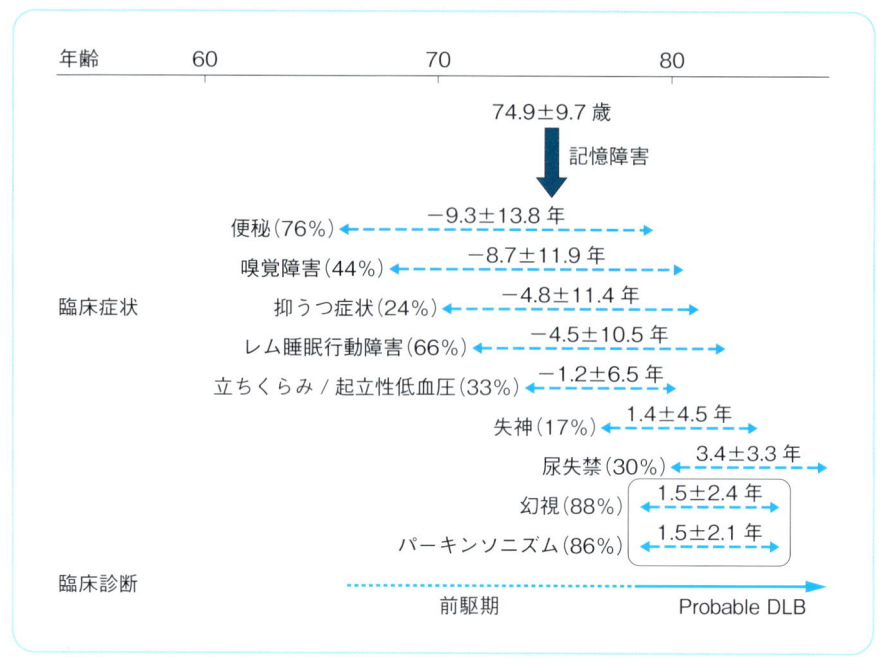

図1●各臨床症状の病歴聴取時における出現頻度と記憶障害出現時期とを比較した場合の平均出現時期（文献4をもとに作成）

ソン病の非運動症状として注目されている[1-3]．いくつかの非運動症状はパーキンソニズムに先行することが多く，PDに対する早期診断・早期介入の観点から，パーキンソニズム出現に先行する非運動症状への関心が高まっている．近年の疫学研究では，非運動症状がPDの発症に少なくとも20年以上先行することがあると報告され，PDの病態が長期間に及ぶことが明らかになっている[2]．同じレビー小体病であるDLBも，PDと共通した臨床症状を呈することが知られており，PDのパーキンソニズムや非運動症状は，DLBの臨床診断基準における中核症状や示唆症状，支持症状に含まれている．

筆者ら[4]は，90例のDLB患者について後方視的に各臨床症状の出現時期について調査を行った．記憶障害の出現時期（平均年齢74.9歳）における各症状の頻度と出現までの平均期間を図1に示した．調査時までの各臨床症状の出現の割合は，便秘（76％），RBD（66％），嗅覚異常（44％），立ちくらみ/起立性低血圧（33％），抑うつ（24％），失神（17％）であり，全体の87.8％の患者が記憶障害の出現時期

にいずれかの症状を呈していた．各症状が記憶障害の出現に先行した期間は，便秘（−9.3±13.8年），RBD（−4.5±10.5年），嗅覚異常（−8.7±11.9年），抑うつ（−4.8±11.4年）であり，20年以上先行する患者も含まれていた．Molanoら[5]の前向き縦断的臨床・病理学的研究では，MCIと臨床診断されてからDLBに移行するまでの期間が2年から6年かかることが示されている．ここでは8例中5例がnon-amnestic MCIと診断されており，注意，実行機能，視空間認知機能が高頻度に障害され，病初期に記憶障害が目立たないという臨床診断基準の内容に合致していた．筆者ら[4]の患者においても，記憶障害に先行して記憶以外の認知機能障害を呈した例が含まれている．記憶障害に加えて，幻視，パーキンソニズムなどの中核症状の出現によりprobable DLBと診断される以前に，様々な前駆症状を呈するDLBの前駆状態に注目することで，中核症状の有無に依存することなくDLBを早期診断できる可能性がある．

B 前駆症状に注目した早期診断

　ADにおけるMCIに関しては，神経心理所見，脳機能画像所見，脳脊髄液所見などの臨床知見が蓄積され，ADの前駆状態がすでに明らかになってきている．一方，DLBにおけるMCIに関する知見は乏しく，臨床・病理学的検討はこれまで2報告のみである[5,6]．

　前述のとおり，DLBにおいては様々な前駆症状が記憶障害および中核症状に先行することが知られているが，多くは非特異的な症状であり，一般高齢者においても比較的高い頻度で認められる症状である．そこで，筆者ら[7]は，中核症状である幻視やパーキンソニズムが出現する以前に，自律神経症状，RBD，嗅覚異常，抑うつについて，MCIの段階におけるDLBとAD患者における出現頻度を調査し，これらの症状をもとにしてDLBとADの鑑別診断の可能性について検討した．DLB 34例，AD 32例，正常高齢者30例を対象とした．性別，年齢，各症状に影響を与えると考えられた既往歴の頻度に相違がないことを確認した．DLB患者の平均MMSE得点は23点で，18例で脳FDG-PET，20例でMIBG心筋シンチグラフィーを施行して診断を確認した．AD患者の平均MMSE得点は22.5点で，全例でFDG-PETによる側頭頭頂連合野の糖代謝低下を認め，研究目的である臨床診断基準[8]を満たしていることを確認した．また，正常高齢者の平均MMSE得点は29点で，神経心理検査，脳FDG-PET，頭部MRIで異常がないことを確認した．

V. 診断

　記憶障害の出現時（DLBおよびADでは健忘の自覚時点，正常高齢者ではアンケート施行時点）の前駆症状の頻度について，前駆症状質問紙票を作成し，調査を行った．前駆症状質問紙票は，図2の質問1〜15にあるとおり，健忘の有無，嗅覚低下の有無，便秘の有無，立ちくらみの有無，失禁の有無，発汗過多の有無，唾液過多の有無，睡眠リズムの変化の有無，睡眠中の言動異常の有無，睡眠中の行動異常の有無，悪夢の有無，抑うつ気分の有無，不安の有無，イライラ・不機嫌の有無，意欲低下の有無を調査し，同時にそれぞれの発症年齢を調査した．質問紙票は患者とその情報提供者に相談してもらいながら記入してもらった．

　表1に結果を示す．AD群に比べてDLB群で有意に高い頻度を示したのは，嗅覚低下，便秘，立ちくらみ，唾液過多，睡眠リズムの変化，睡眠中の言動異常，睡眠中の行動異常，悪夢，不安症状であった．DLB群に比較的特異的であった嗅覚低下，便秘（3日以上），夜間睡眠中の大声の3症状に注目したところ，これらのいずれか1つ以上がある場合，DLBの臨床診断は，感度0.71，特異度0.81であった．上記のうち2つ以上がある場合，感度は0.38と低いものの，特異度は0.97と高かった（表2）．

　この結果により，多くのDLBの前駆症状がADや正常高齢者に比べて有意に高い頻度で出現し，これには嗅覚障害，便秘，RBDなど比較的特異度の高い症状が含まれていた．本調査はMMSE 22.5〜23点程度の初期認知症患者に対して，前駆症状の聞き取りを質問紙票のみで行った結果であり，簡便性と非侵襲性を考慮すると，神経心理検査や脳機能画像検査などの前に行うDLBの前駆状態のスクリーニング法として有効であると考えられた．

　筆者らは，臨床現場において，図2にあるように前駆症状の他にパーキンソニズム（動作緩慢，振戦，歩行障害），幻視，実体的意識性などのDLBの中核症状についてのアンケート項目（質問16〜20）も追加して使用している．これによって診察前にスクリーニングを行い，聞き漏らしを防いでいる．このようなアンケートを使用することにより，初学者にとってもDLBの診断に必要な中核症状，示唆症状，前駆症状への理解を深めることができ，同時に早期診断，早期介入が可能となると考えられる．

C 早期診断に有用な検査

1）神経心理学的検査

　DLBの臨床診断において，必須症状の認知機能障害や，中核症状の幻視に関係

2. 前駆状態・早期診断

★診療の補助に使用させて頂きたいと思いますので，これまでの症状についてのアンケートにご協力下さい．

★当てはまる番号に○をつけてください．当てはまる場合は，症状がみられた大体の時期を記載してください．

★質問には，ご家族と一緒に答えて下さい．

1. （　　歳頃から）物忘れ，日付を間違える．ものの名前が出ず，あれ，それということが増えた．
2. （　　歳頃から）匂いがしない，匂いがわからない．
   例：花や食べ物の香り，料理で焦げた匂いがわからない，
   　　部屋のなかの悪臭に気付かない，など
3. （　　歳頃から）3日以上の便秘．あるいは定期的な下剤の服用
4. （　　歳頃から）繰り返す立ちくらみがある．
5. （　　歳頃から）失禁，下着を汚してしまうことがある．
6. （　　歳頃から）汗がたくさん出る
7. （　　歳頃から）唾液がたくさん出る．
8. （　　歳頃から）睡眠のリズムが変わった．
   例：夜何度も起きる，または，夜十分寝ているのに昼寝をよくする．
9. （　　歳頃から）睡眠中に夢と現実がわからなくなることがある．
   例：睡眠中に，笑ったり，泣いたり，怒鳴ったり，大声をだす．
10. （　　歳頃から）睡眠中に手足が動いて，ベッドから落ちたり，
    隣で寝ている人が怪我をしそうになることがある．
11. （　　歳頃から）悪夢を繰り返しみる．
12. （　　歳頃から）気持ちが落ち込んだため，病院に受診したことがある．
13. （　　歳頃から）不安が強くなったために，病院に受診したことがある．
14. （　　歳頃から）不機嫌，イライラ，怒りっぽくなった．
15. （　　歳頃から）意欲がなくなった．無気力になってしまった．
16. （　　歳頃から）他の人には見えないものが見える．
17. （　　歳頃から）いないはずの人の気配を感じる．
18. （　　歳頃から）歩行がゆっくりになり，つまずいたり，バランスが悪くなった．
19. （　　歳頃から）手足が震えるようになった．
20. （　　歳頃から）動きがゆっくりになった．

ご協力ありがとうございました．

図 2 ● 前駆症状質問紙票（文献 7 をもとに作成）

V. 診断

表1 ● DLB患者，AD患者，健常高齢者における記憶障害出現時の
PDの非運動症状の出現頻度（文献7をもとに作成）

	DLB患者 34例	AD患者 32例	健常高齢者 30例
認知機能障害			
記憶低下	34例（100%）[a]	32例（100%）[a]	14例（46.7%）
嗅覚低下	14例（41.1%）[a,b]	2例（62%）	2例（6.7%）
自律神経障害			
便秘	16例（47.1%）[a,b]	5例（15.6%）	5例（16.7%）
立ちくらみ	8例（23.5%）[b]	0例（0%）	1例（3.3%）
尿失禁	9例（26.5%）	3例（9.4%）	2例（6.7%）
発汗多過	5例（14.7%）	1例（3.1%）	4例（13.3%）
唾液多過	7例（20.6%）[a,b]	0例（0例）	0例（0%）
睡眠障害			
睡眠リズムの変化	21例（61.8%）[a,b]	1例（3.1%）[a]	8例（26.7%）
睡眠中泣き叫ぶ	21例（61.8%）[a,b]	2例（6.3%）	1例（3.3%）
睡眠中腕が動く	12例（35.3%）[a,b]	0例（0%）	2例（6.7%）
悪夢	9例（26.5%）[a,b]	0例（0%）	1例（3.3%）
精神症状			
抑うつ	8例（23.5%）[a]	3例（9.4%）	0例（0%）
不安	9例（26.4%）[b]	1例（3.1%）	2例（6.7%）
不機嫌	4例（11.8%）	3例（9.4%）	0例（0%）
意欲低下	9例（26.4%）[a]	6例（18.8%）[a]	0例（0%）

DLB：レビー小体型認知症，AD：アルツハイマー型認知症
a：健常高齢者と比較して統計学的有意差あり（p＜0.05/3＝0.017）
b：AD患者と比較して統計学的有意差あり（p＜0.05/3＝0.017）

表2 ● PDの非運動症状（嗅覚低下，便秘，睡眠中泣き叫ぶ）の3症状に
注目したDLB診断の感度と特異度（文献7をもとに作成）

	DLB患者 34例	AD患者 32例	感度	特異度	陽性的中率 （%）	陰性的中率 （%）
3症状						
あり	5例	0例	0.15	1.00	100	53
なし	29例	32例				
2症状以上あり						
あり	13例	1例	0.38	0.97	93	60
なし	21例	31例				
1症状以上あり						
あり	24例	6例	0.71	0.81	80	72
なし	10例	26例				

DLB：レビー小体型認知症，AD：アルツハイマー型認知症

する視覚認知障害を評価するために，神経心理学的検査は重要な役割を担っている．しかし，一般に用いられる神経心理学的検査の多くは，障害の存在を評価することが目的であり，障害がなければ満点に近い得点となる難易度の低い課題で構成されている．しかし，早期診断においては，障害がなくても満点をとることが難しい難易度の高い課題を実施する必要がある．たとえば，必須症状の認知機能障害は，MMSEなどでは早期には障害を評価することが困難であり，WMS-RやWAIS-Ⅲなどの詳細な検査を実施する必要がある．また，視覚認知障害では，BGTなどの視覚認知機能検査により幻視が顕在化する前から障害がみられる可能性がある．これらの点については「Ⅵ．検査-1．神経心理学的検査」で詳細に述べる．

2）画像診断学的検査

脳機能画像の発達に伴い，トレーサーを用いて生体内変化を画像化することにより，生物学的背景を考慮した臨床診断が可能となってきている．

脳FDG-PETによる糖代謝の測定や脳SPECTによる血流の測定などの脳機能画像を用いて，DLBでは頭頂葉，側頭葉，後頭葉皮質の糖代謝や血流の低下が報告されている．特に，後頭葉一次視覚野の低下はDLBに特徴的な所見であり，高い特異度をもってADとの鑑別診断に有用で，支持項目となっている[9]．脳FDG-PETによるDLBとADの鑑別診断は，感度，特異度ともに80〜90％と高値を示す．一方，脳SPECTを用いたDLBとADの鑑別診断では，感度，特異度ともに65〜85％と，脳FDG-PETに比較して低いことが報告されている[10]．脳FDG-PETやSPECTにおいて，DLBのMCIの段階でみられる特徴的な所見については，十分には明らかとなっていない．最近，筆者らは，一次視覚野の糖代謝低下が認知機能障害の程度に関わらず，DLBの臨床症状の出現頻度に関連していることを示し，DLBの前駆状態のFDG-PET所見の特徴である可能性について報告した[11]．

DLBの示唆項目である基底核のドパミントランスポーターの低下は，黒質線条体のドパミン含有神経変性を反映するが，最近本邦でもドパミントランスポーターSPECTで測定できるようになり，DLBの経過のどの段階で低下がみられるかが今後の検討の課題である．心臓交感神経障害を反映するMIBG心筋シンチグラフィーでは，PDと同様にDLBにおいても心筋でのMIBGの取り込み低下を認め[12]，支持項目となっている．DLBでは早期から病理学的に心臓交感神経の脱落

V. 診断

を認めることが明らかとなっているが[13]，DLB の病初期における MIBG 所見の報告は少ない．最近，筆者らは，DLB の MCI 症例で MIBG の取り込み低下を認め，MIBG が DLB の早期診断に有用であることを報告した[14]．

以上については，「Ⅵ．検査-2．画像診断学的検査」でも述べる．

D DLB のリスクファクター

DLB の早期診断については，レビー病理の進行過程に基づき，前駆症状に注目する方法の他に，疫学研究から明らかになったリスクファクターに注目することも重要である．Boot ら[15]は，147 例の DLB 患者，236 例の AD 患者，正常高齢者についてリスクファクターを検討している．その結果，DLB 患者は正常高齢者と比較して，不安，抑うつの既往，脳卒中の既往，PD の家族歴，APOEε4 をもつ割合が有意に多く，また，癌の既往，カフェイン摂取の割合が有意に少なかった．AD 患者と比較すると，男性，抑うつの既往，長い教育歴，PD の家族歴，APOEε4 アリルをもたない，45 歳以下での卵巣摘出の割合が有意に多かった．このようなリスクファクターを考慮して，DLB を鑑別に考えることも必要である．

遺伝的なリスクファクターについては，「Ⅱ．疫学・遺伝」の章で述べる．

E 症例呈示

これまでに示した知見をもとに，早期診断に至った DLB の MCI および前駆状態の自験例を呈示する．

症例1 ▶ 70 歳，男性

3 人同胞の長男として出生した．専門学校卒業後は建築業に従事し，26 歳で結婚し 3 子をもうけた．70 歳まで嘱託として勤め，その後は妻と二人暮らしをしている．精神・神経疾患に関する家族内負因はない．既往歴に特記すべきものはない．病前性格は，真面目，短気であったという．

X-2 年（68 歳）頃，夜間に大声をあげ，ベッドから落下するなどの睡眠時の行動異常に妻が気づいた．本人は翌朝には覚えていないが，嫌な夢をみたと述べていた．その後も週に一度くらいは同様の出来事がみられた．X-1 年には健忘に気づかれ，聞いたことを忘れる，物の名前が出てこないことが増えた．また，疲れやすい，食欲がない，好きな近所のソフトボールの試合にも行かなくなるなどがあり，不安や悲観を訴えるため，近医でうつ病として抗うつ薬，抗不安薬が投

2. 前駆状態・早期診断

与されていた．X年（70歳），健忘と夜の行動異常について娘が心配し，当院物忘れドックに受診となった．

初診時，礼容は保たれていたが，不安そうに医師の顔を見て，小声で話した．言語理解は良好であったが，本人は思うように頭が働かない，物覚えも悪いと訴えた．記銘・近時記憶障害，注意・計算障害，構成不良などの軽度の認知機能障害を認めたが，見当識は保たれていた．HDS-R 26点，MMSE 25点であり，5角形模写はやや不良であった．WAIS-Ⅲでは，言語性IQ 75，動作性IQ 69，全検査IQ 69であり，積み木，類似，符号，記号，配列，理解が不良であった．WMS-Rでは，一般的記憶73，言語性記憶77，視覚性記憶67，遅延再生69であり，言語性より視覚性記憶が低下していた．ベンダーゲシュタルトテスト（BGT）はPascal-Suttell法で102点とDLBのcut off値より高く，質的にも描画の歪みが認められた．精神症状は，抑うつがみられたが，人物幻視，小動物幻視，人物誤認，場所誤認，妄想などの症状はなく，認知機能の動揺もみられなかった．ただし，RBDが週に一度はみられ，この他，嗅覚障害，便秘が認められた．神経学的には，明らかなパーキンソニズムはみられなかった．

血液・生化学検査では，異常はみられなかった．画像検査では，頭部MRIで年齢相応のびまん性大脳萎縮がみられたが，海馬領域は保たれていた．この他，軽度の側脳室周囲病変（PVH）が認められた（図3）．脳FDG-PETでは，一次視覚野を含めた後頭葉から頭頂葉の一部にびまん性の糖代謝低下が認められた（図4）．

以上の結果から，MCIレベルの認知機能障害（multi-domein MCI）に加えて，抑うつ，RBD，嗅覚障害，便秘などのDLBの前駆症状がみられ，頭部MRI所見と脳FDG-PET所見も考慮して，今後DLBに進行する可能性の高いMCI（レビー小体病）と診断した．この時点で，ドネペジル5 mg，セルトラリン25 mg，クロナゼパム0.5 mgで治療を開始した．

X+1年（71歳），MIBG心筋シンチグラフィーで初期，後期ともにH/M比が低下し，Washout rateが亢進していたが，UPDRSは8点とパーキンソニズムは明らかでなかった．X+2年（72歳）「鎧を着た男が家の中に入ってきた」などの人物幻視が出現した．クエチアピン25 mgの投与で幻視は改善したが，夕方から朝方に不安が強く混乱しやすいなど認知機能の動揺も認めていた．

X+3年（73歳），MMSEは21点と低下し，パーキンソニズムは認められないが，probable DLBと診断している．在宅生活でも，妻の適切な介助が必要となっている．

V. 診断

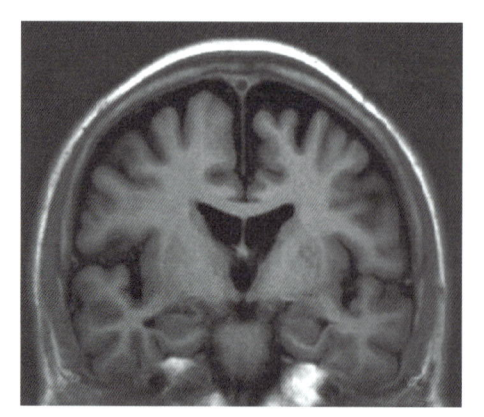

図3 ● 症例1の頭部MRI像（T1強調画像）

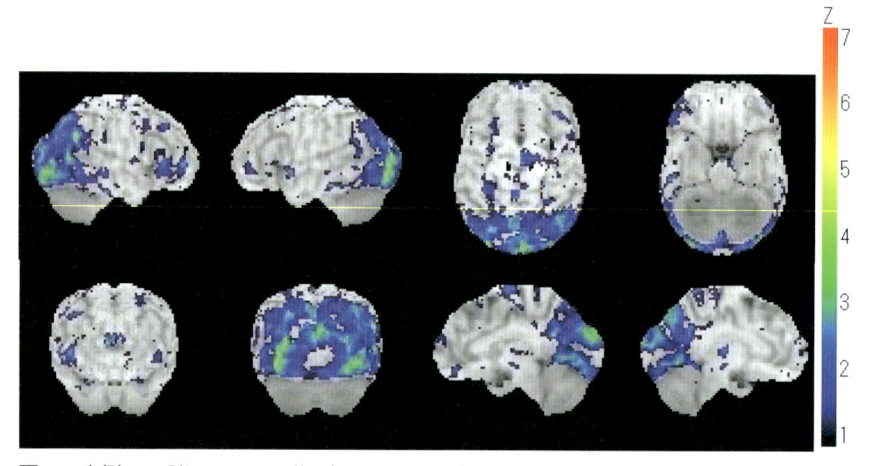

図4 ● 症例1の脳FDG-PET像（3D-SSP画像）

2. 前駆状態・早期診断

症例2　71歳, 女性

　4人同胞の第2子として出生した．高校卒業後は事務職に従事し，23歳で結婚し2子をもうけた．専業主婦として，退職した夫と二人暮らしをしている．精神・神経疾患に関する家族内負因はない．既往歴は高血圧と子宮筋腫の既往．病前性格は，内気，几帳面，気が小さい．

　X−6年（65歳）頃より悪夢を見るようになり，大声の寝言や手を激しく振り動かす睡眠時の行動異常がみられるようになった．その後，家事などにとくに支障はなく過ごしていたが，X−1年（70歳），家事を億劫がり，不安と焦燥，不眠を訴え，悲観的な言動が多くなった．夫が対応に苦慮し，X年，娘の勧めで当院物忘れドックに受診となった．

　初診時，礼容は保たれており，不安そうで緊張が強いが，言語理解は良好であった．本人は疲れやすく，外出するのが億劫であるが，健忘の自覚はなく，主婦としての日常行為はちゃんとやっているという．記銘・近時記憶障害，見当識障害，注意・計算障害，構成不良などの認知機能障害は明らかでなかった．HDS-R 29点，MMSE 29点であり，5角形模写も問題はなかった．WAIS-Ⅲでは，言語性IQ 98，動作性IQ 87，全検査IQ 93であり，構成がやや不良であったが，年齢相応の得点であった．WMS-Rでは，一般的記憶 97，言語性記憶 95，視覚性記憶 102，遅延再生 98であり，記憶障害は明らかでなかった．BGTはPascal-Suttell法で44点とDLBのcut off値より低く，質的にも問題はなかった．精神症状は，不安，抑うつがみられたが，人物幻視，小動物幻視，人物誤認，場所誤認，妄想などの症状はなく，認知機能の動揺もみられなかった．ただし，RBDが週に一度はみられ，この他，嗅覚障害，便秘，起立時のめまいが認められた．神経学的には，明らかなパーキンソニズムはみられなかった．

　血液・生化学検査では，異常はみられなかった．画像検査では，頭部MRIで年齢相応のびまん性大脳萎縮がみられたが，海馬領域は保たれ，血管性病変も認めなかった（図5）．脳FDG-PETでは，後頭葉一次視覚野に限局した糖代謝低下を認め，小脳の一部にも低下がみられた（図6）．MIBG心筋シンチグラフィーでは，初期，後期ともにH/M比が低下し，Washout rateが亢進していた．

　以上の結果から，この時点では特発性RBDと診断したが，RBDの他に，嗅覚障害，便秘などのDLBの前駆症状がみられ，頭部MRI所見，脳FDG-PET所見，MIBG心筋シンチグラフィー所見も考慮して，今後DLBに進行する可能性のある前駆状

V. 診断

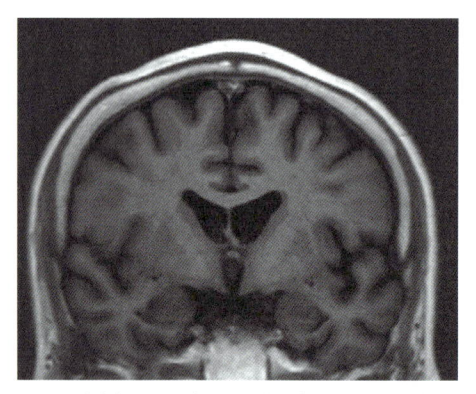

図 5 ● 症例 2 の頭部 MRI 像（T1 強調画像）

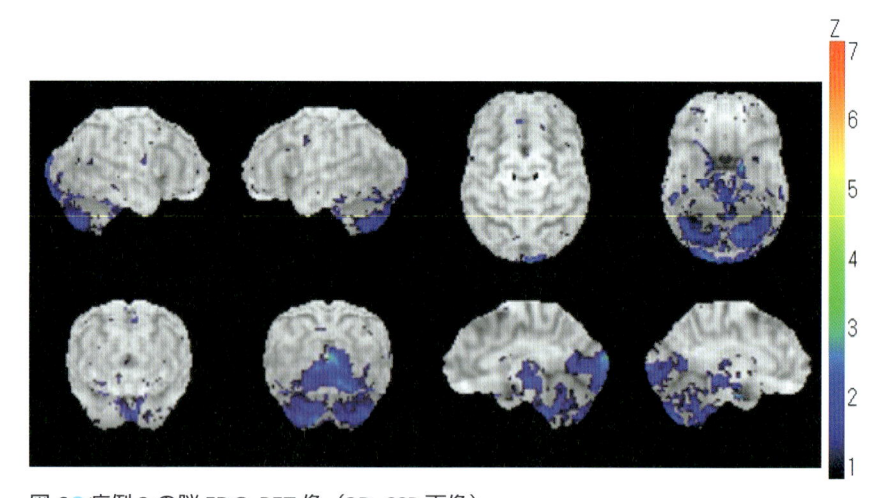

図 6 ● 症例 2 の脳 FDG-PET 像（3D-SSP 画像）

> 態（レビー小体病）と考えた．不安・抑うつに加えてそわそわすると訴えるため，セルトラリン 25 mg，クロナゼパム 0.5 mg，プラミペキソール 10 mg で治療を開始したが，セルトラリンは合わないというので中止した．X+1 年（72 歳），不安・抑うつは改善し，RBD も稀に認めるのみとなった．UPDRS は 8 点とパーキンソニズムは明らかでなかった．一方，MMSE は 27 点とやや低下し，記憶障害が顕在化したため，MCI レベルとしてドネペジル 5 mg の投与を開始した．X+2 年

2. 前駆状態・早期診断

(73歳), MMSEは27点と変化はなく, 幻視やパーキンソニズムは認めておらず, 以前より生活範囲が狭くなったものの, 主婦としての日常生活行為を大きな問題なくこなしている.

　以上, DLBにおける前駆状態について, PDの非運動症状がDLBの前駆症状にもなることを示し, これらの前駆症状に注目して, 適切な神経心理検査や画像検査を行うことがDLBの早期診断に導くことを示した. 次に付記したDSM-5にあるように, 認知症の早期診断, 早期介入は今後ますます重要な課題となってくる. DLBでは, ADに比べると症状が多様であり, 十分な知見もまだ少ないのが現状であるが, 別章の「Ⅷ. 病態・病理」で示したDLBの病態を理解することが, 早期診断に導く手助けになると考えられる.

文献
1) Boeve BF. REM sleep behavior disorder: Updated review of the core features, the REM sleep behavior disorder-neurodegenerative disease association, evolving concepts, controversies, and future directions. Ann NY Acad Sci. 2010; 1184: 15-54.
2) Savica R, Rocca WA, Ahlskog JE. When does Parkinson disease start? Arch Neurol. 2010; 67: 798-801.
3) Kaufmann H, Nahm K, Purohit D, et al. Autonomic failure as the initial presentation of Parkinson disease and dementia with Lewy bodies. Neurology. 2004; 63: 1093-5.
4) Fujishiro H, Iseki E, Nakamura S, et al. Dementia with Lewy bodies: early diagnostic challenges. Psychogeriatrics. 2013; 13: 128-38.
5) Molano J, Boeve B, Ferman T, et al. Mild cognitive impairment associated with limbic and neocortical Lewy body disease: a clinicopathological study. Brain. 2010; 133: 540-56.
6) Jicha GA, Schmitt FA, Abner E, et al. Prodromal clinical manifestations of neuropathologically confirmed Lewy body disease. Neurobiol Aging. 2010; 31: 1805-13.
7) Chiba Y, Fujishiro H, Iseki E, et al. Retrospective survey of prodromal symptoms in dementia with Lewy bodies: comparison with Alzheimer's disease. Dement Geriatr Cogn Disord. 2012; 33: 273-81.
8) McKhann GM, Knopman DS, Chertkow H, et al. The diagnosis of dementia due to Alzheimer's disease: recommendations from the National Institute on Aging-Alzheimer's Association workgroups on diagnostic guidelines for Alzheimer's disease. Alzheimers Dement. 2011; 7: 263-9.
9) Minoshima S, Foster NL, Sima AA, et al. Alzheimer's disease versus dementia with Lewy bodies: cerebral metabolic distinction with autopsy confirmation. Ann Neurol. 2001; 50: 358-65.
10) Ishii K, Hosaka K, Mori T, et al. Comparison of FDG-PET and IMP-SPECT in patients with dementia with Lewy bodies. Ann Nucl Med. 2004; 18: 447-51.

V. 診断

11) Fujishiro H, Iseki E, Kasanuki K, et al. A follow up study of non-demented patients with primary visual cortical hypometabolism: Prodromal dementia with Lewy bodies. J Neurol Sci. 2013; 334: 48-54.
12) Yoshita M, Taki J, Yokoyama K, et al. Value of 123I-MIBG radioactivity in the differential diagnosis of DLB from AD. Neurology. 2006; 66: 1850-4.
13) Orimo S, Uchihara T, Nakamura A, et al. Axonal alpha-synuclein aggregates herald centripetal degeneration of cardiac sympathetic nerve in Parkinson's disease. Brain. 2008; 131: 642-50.
14) Fujishiro H, Nakamura S, Kitazawa M, et al. Early detection of dementia with Lewy bodies in patients with amnestic mild cognitive impairment using 123I-MIBG cardiac scintigraphy. J Neurol Sci. 2012; 315: 115-9.
15) Boot BP, Orr CF, Ahlskog JE, et al. Risk factors for dementia with Lewy bodies: A case-control study. Neurology.(in press)

〈千葉悠平,井関栄三〉

V. 診断

（付記）DSM-5

　2013年5月に，米国精神医学会によりThe Diagnostic and Statistical Manual of Mental Disorders, fifth edition（DSM-5）が発表された[1]．DSM-5では，認知症についてDSM-IVまで用いられてきたDementiaという用語が廃止され，Neurocognitive disorder（NCD）に統一されている．さらに，NCDはその原因疾患によって下位分類がなされており，それぞれ診断基準が定められている．また，認知機能障害の程度によってMajor NCDとMild NCDに分類されている．Major NCDとMild NCDは，DSM-IVまでのDementia, Mild cognitive impairment（MCI）にそれぞれ相当する．DSM-5では，認知症を疾患群および重症度で分類することを通して，認知症の早期に注目すべき臨床症状への関心を高め，適切なケアや効果的な薬物療法の早期開始につなげることを目指している．また，Mild NCDの診断基準を定義することで，新たな治療薬や介入方法についての研究的検討を行うことが可能となる．

　DSM-5におけるMajor or Mild NCD with Lewy bodies（NCDLB）は，レビー小体型認知症（DLB）に相当し，DLBはDSM-5で初めて独立した診断項目として扱われている．

　本付記では，DSM-5におけるNCDLBの診断基準について解説し，現在広く用いられているDLBの診断基準との相違点や，NCDLBの早期診断について解説する．

A NCDLBの診断基準の概要

　現在国際的に広く用いられているDLBの診断基準としては，第3回国際ワークショップで定められた臨床診断基準改訂版（the Third Consortium on DLB clinical criteria：CDLB criteria）が知られている[2]．進行性の認知機能障害が必

V. 診断

表1● DSM-5 における Major or Mild Neurocognitive disorder with Lewy bodies 診断基準

A. The criteria are met for major or mild neurocognitive disorder.
B. The disorder has an insidious onset and gradual progression.
C. The disorder meets a combination of core diagnostic features and suggestive diagnostic features for either probable or possible neurocognitive disorder with Lewy bodies.
　For probable major or mild neurocognitive disorder with Lewy bodies, the individual has two core features, or one suggestive feature with one or more core features.
　For possible major or mild neurocognitive disorder with Lewy bodies, the individual has only one core feature, or one or more suggestive features.
　1. Core diagnosic features:
　　a. Fluctuating cognition with pronounced variations in attention and alertness.
　　b. Reccurent visual hallucinations that are well formed and detailed.
　　c. Spontaneuous features of parkinsonism, with onset subsequent to the development of cognitive decline.
　2. Suggestive diagnostic features:
　　a. Meets criteria for rapid eye movement sleep behavior disorder.
　　b. Severe neuroleptic sensitivity.
D. The disturbance is not better explained by cerebrovascular disease, another neurodegeratibe disease, the effects of a substance, or another mental, neurological, or systemic disorder.

須症状であり，中核症状として認知機能の動揺，幻視，パーキンソニズムの3つが示されている．さらに，示唆症状としてレム睡眠行動障害（RBD），抗精神病薬に対する過感受性，基底核のドパミントランスポーターによる取り込みの低下がある．必須症状に加えて，中核症状あるいは示唆症状の1つがあれば possible DLB，中核症状が2つ以上あるいは中核症状が1つと示唆症状が1つあれば probable DLB と診断される．

DSM-5 における Major or Mild NCDLB の診断基準（表1）は，DLB の臨床診断基準改訂版とほとんど同様である．ただし，基底核のドパミントランスポーターによる取り込み低下は DSM-5 の示唆症状には入っておらず，診断マーカーとして別項で扱われている．

Mild NCDLB については，認知機能障害が Major NCD を満たさない時点で，中核症状か示唆症状を少なくとも1つ有することとされている．つまり，認知機能の動揺，幻視，パーキンソニズム，抗精神病薬に対する過敏性，RBD のうち1つを有することが必要である．しかし，臨床場面では中核症状または示唆症状を有するというだけでは病態が NCDLB に基づくと診断できないことも多いため，その場合は unspecified mild NCD と診断したほうが適切である．

（付記）DSM-5

B NCDLB 診断基準の解説

　ここでは，CDLB criteria との相違点を中心に述べる．ただし，基本的には DSM-5 においても大きな変更点はない．

　診断基準 A では，Major NCD または Mild NCD の基準に一致することが必要である．DSM-5 においては，NCD の基準として 1 つ以上の認知機能領域で有意な機能低下を認めること，それが日常生活に影響を及ぼしていること，せん妄ではないこと，その他の精神疾患ではないこと，の 4 つが必要である．「1 つ以上の認知機能領域」については，DSM-IV までは記憶障害が必須とされていたが，DSM-5 では必須ではない．NCDLB では，初期から注意力や実行機能の障害が目立つ．また，記憶障害については，初期には AD と異なり記銘力障害や記憶の保持障害よりも記憶の想起障害が目立つ．また，構成障害や視空間認知障害が強いのも特徴である[3]．

　診断基準 B では，潜行性，緩徐進行性の経過をたどることが必要である．NCDLB では，せん妄を起こしやすく，中核症状としての認知機能の動揺と区別が難しい場合がある．また，せん妄の既往の頻度は NCDLB では AD に比べて有意に高いとも報告されており，せん妄自体が NCDLB の独立したリスクファクターである[4]．

　診断基準 C では，中核症状，示唆症状が示されている．中核症状は，a. 認知機能の動揺，b. 幻視，c. パーキンソニズムの 3 つがあげられている．パーキンソニズムは，認知症発症後または認知症発症前 1 年以内に出現しなければならないとされているが，この 1 年ルールは主として研究用の目的で使用されている．示唆症状は，a. RBD，b. 抗精神病薬に対する過感受性の 2 つがあげられている．脳 SPECT または PET 検査による線条体のドパミントランスポーター取り込み低下所見は，示唆症状からは外れている．

　中核症状あるいは示唆症状の 1 つがあれば possible major NCDLB，中核症状が 2 つ以上あるいは中核症状が 1 つと示唆症状が 1 つあれば probable major NCDLB と診断される．また，Mild NCDLB については possible, probable の区別はない．

　診断基準 D は除外項目であり，脳血管疾患，その他の変性疾患，物質関連障害，その他の精神疾患，神経疾患，全身性疾患ではうまく説明されないこととされている．

Ⅴ. 診断

C NCDLBを支持する所見

　DSM-5においては支持症状という用語はないが，診断を支持する所見として以下があげられている．臨床症状としては，繰り返す転倒，失神，一過性の意識消失，起立性低血圧や尿失禁などの自律神経症状，幻聴やその他の幻視以外の幻覚，系統的な妄想，妄想性の誤認，抑うつがあげられている．

　画像診断マーカーとしては，脳SPECTまたはPET検査による線条体のドパミントランスポーター取り込み低下所見，頭部CTやMRI検査における側頭葉内側部が比較的保たれているという所見，脳SPECTやPET検査による後頭葉活動の低下所見，MIBG心筋シンチグラフィーによる取り込み低下所見，脳波検査における側頭部の徐波所見があげられている．

D NCDLBのコード

　コードについては，NCD全般に，病因と行動上の障害の有無，Major NCDの重症度を特定することになっている．特に，Major NCDの前には，病因となる疾患をコードすることとなっている．行動上の障害の有無については，5桁目のコードで，x0：行動上の障害なし，x1：行動上の障害ありを特定する．Major NCDの重症度としては，Mild：手段的日常生活動作の障害，Moderate：基本的日常生活動作の障害，Severe：全介助状態を特定する．Probable major neurocognitive disorder with Lewy bodies, with behavioral disturbanceのコードは，331.82（G31.83）Lewy body disease, 294.11（F02.81）probable major neurocognitive disorder with Lewy bodies, with behavioral disturbance. と記載する．Probable major neurocognitive disorder with Lewy bodies, without behavioral disturbanceのコードは，331.82（G31.83）Lewy body disease, 294.10（F02.80）probable major neurocognitive disorder with Lewy bodies, without behavioral disturbance. と記載する．また，possible major neurocognitive disorder with Lewy bodiesについては，病因，行動上の障害の有無に関するコードはないため，331.9（G31.9）possible major neurocognitive disorder with Lewy bodiesと記載する．ただし，行動上の障害の有無については，診断名に記載するほうが望ましいとされている．Mild neurocognitive disorder with Lewy bodiesについては，probable, possibleの区別はなく，331.83（G31.84）Mild Neurocognitive disorder with Lewy bodiesと記載する．ここでも，行動上の障害の有無については，診断名に記載するほうが望ましいとされている．NCDLBに関するコードは，この4

つのみである．

文献
1) American Psychiatric Association. The diagnostic and statistical manual of mental disorders (5th ed.). Arlington, VA: American Psychiatric Publishing. 2013.
2) McKeith IG, Dickson DW, Lowe J, et al. Diagnosis and management of dementia with Lewy bodies: third report of the DLB Consortium. Neurology. 2005; 65: 1863-72.
3) Tiraboschi P, Salmon DP, Hansen LA, et al. What best differentiates Lewy body from Alzheimer's disease in early-stage dementia? Brain. 2006; 129: 729-35.
4) Vardy E, Holt R, Gerhard A, et al. History of a suspected delirium is more common in dementia with Lewy bodies than Alzheimer's disease: a retrospective study. Int J Geriatr Psychiatry, 2013, doi: 10.1002/gps. 3986.

〈千葉悠平，井関栄三〉

VI. 検査

1. 神経心理学的検査

　レビー小体型認知症（DLB）は，臨床診断基準の必須症状として進行性の認知機能障害，中核症状として認知機能の動揺，幻視，パーキンソニズムがあげられている[1]．特に，中核症状を的確に評価することはアルツハイマー型認知症（AD）との鑑別の際にも重要であり，神経心理学的検査はこれらの評価において重要な役割を担っている．

　また，近年では，DLBを前駆状態から早期に発見する重要性が指摘されている．しかし，これは認知症専門医でも診察だけでは困難な場合が多く，神経心理学的検査や脳画像検査などさまざまな検査を組み合わせて，正確な鑑別のための情報を得る必要がある．

　本章では，DLBの必須症状や中核症状の神経心理学的特徴とその検査法，およびDLBの早期発見における神経心理学的検査の役割について解説する．

A DLBの神経心理学的特徴とその検査法

1）進行性の認知機能障害

a）認知機能障害の特徴

　DLBの必須症状である進行性の認知機能障害は，記憶障害のほかに，注意障害や視空間障害，実行機能障害，作業記憶障害，構成障害，処理速度の低下などとして現れることも多い．

　記憶の分類法にはいくつかの考え方があるが，認知心理学では，感覚記憶，短期記憶，長期記憶に分類することが多い．このうち，感覚記憶は数秒程度，短期記憶は15〜30秒程度，長期記憶はそれ以上長い時間の記憶を示す[2]．ADやDLBの記憶障害は，しばしば数十分や数時間前の出来事を忘れてしまうという形で現れるため，この分類法では長期記憶の障害に相当する．しかし，ADやDLB患者

Ⅵ. 検査

は，若い頃の思い出などは比較的覚えていることが多く，数時間前の記憶と，数十年前の記憶を同一に扱うことは臨床的にはあまり有用ではない．

一方，神経心理学では，記憶を時間的に即時記憶，近時記憶，遠隔記憶に分類する分け方がある．このうち，即時記憶は数秒から数十秒の記憶であり，入力した情報を直ちに再生する記憶，近時記憶は数分以上の記憶，遠隔記憶は数日から数年の記憶を意味する[3]．また，遠隔記憶を，情報が貯蔵され，多くの場合，必要に応じて出力が可能な記憶[4]として定義される場合もある．この分類では，ADやDLBの記憶障害は近時記憶障害に相当し，遠隔記憶は比較的保たれる記憶として表現することができるため，臨床的な特徴とも一致する．そのため，ADやDLBの記憶障害は近時記憶障害と表現される場合が多い．

また，記憶を内容に基づいて分ける分類法もある．その場合，出来事を忘れてしまうというADやDLBの記憶障害は，宣言的記憶（意識化し言葉で表現できる記憶）のなかのエピソード記憶の障害として表現することができる．もう1つの宣言的記憶である意味記憶は，概念や語彙などの知識に関する記憶であり，ADやDLBでは比較的保たれるものの，前頭側頭葉変性症（frontotemporal lobar degeneration：FTLD）の1つである意味性認知症（semantic dementia：SD）では初期から障害される．

記憶機能以外の認知機能障害では，注意障害，視空間障害，実行機能障害などがDLBに特徴的であるとされる[5-8]．また，語の流暢性や精神運動速度の低下などもDLBに特徴的である[9-11]．これらの認知機能障害は，それぞれ相互作用的に，他の障害にも影響を与える．たとえば，DLBの記憶障害は情報を思い出す想起に障害が現れやすいという特徴がある[1,9]といわれているが，これには，注意障害によって適切な記憶情報に焦点を当てられないという現象や，語の流暢性や精神運動速度の低下によって思い出すまでに時間がかかるという現象と関係すると考えられる．また，後述するように，DLBの中核症状である幻視は，視空間障害だけでなく，注意障害との関係でも注目されている[12]．

b）簡便な認知機能検査

ADやDLBの認知機能障害を評価する手法として，これまで多くの検査が開発されてきた．

改訂長谷川式認知症スケール（Hasegawa Dementia Scale-Revised：HDS-R）とMini-Mental State Examination（MMSE）は，認知症に対して最も多く用いられてきた簡便な検査である[13,14]．両検査は，記憶課題や見当識課題を中心に構

成されている点で共通し，両検査得点の相関係数も0.94と高い．

このうちHDS-Rは，遅延再生課題や5物品記銘課題などの記憶課題に得点の比重が大きく，記憶の評価においてはMMSEよりも有用である．

一方，MMSEには，作文課題や5角形模写課題などが含まれている．これらの課題は，特に初期の段階ではADは比較的正解しやすいのに対し，DLBや血管性認知症（VaD）は独特な障害を示す場合があることが報告されている[15,16]．また，SDではMMSEに含まれる物品呼称課題や作文課題などで障害が示される場合がある．そのため，ADと他の認知症との鑑別を考慮する際には，MMSEのほうが有用性が高い．

Alaら[17]は，DLBとADの鑑別において，MMSE得点が13点以上の場合，得点の重み付けを均等にして注意得点と構成得点の合計から記憶得点を減じた値（attention and calculation $- 5/3 \times$ memory $+ 5 \times$ construction）が5点未満であればDLBが疑われるとしている．本邦[16]でも，MMSE得点が13点以上でAlaらの得点が5点未満であった割合は，ADが37.8％，DLBが71.4％であり，ある程度の有用性が示されている．Alaらの得点だけでDLBを高い精度で鑑別することはできないものの，MMSEを実施すれば後は独自の計算で算出できるため，被検査者に負担をかけずに済むことは長所といえる．

また，近年，HDS-RやMMSEよりも簡便な検査としてRapid Dementia Screening Test日本語版（RDST-J）なども開発されている[18]．これは，スーパーマーケットなどで売っているものをできるだけ多くあげるスーパーマーケット課題と，漢数字とアラビア数字を相互に書き換える数字変換課題で構成された検査である．

これらの簡便な検査は，健常者から明らかな認知症を鑑別するのには有用であるが，認知症の初期や軽度認知障害（MCI）の段階ではその評価に限界がある．認知症を早期から的確に診断して鑑別するためには，これらの検査よりも難易度が高く，複雑な検査を行う必要がある．

c）詳細な認知機能検査

Neurobehavioral Cognitive Status Examination（COGNISTAT）日本語版[19]は，記憶課題の難易度がHDS-RやMMSEよりも高いほか，言語や構成，計算などに関する課題も設けられており，各得点をプロフィールで表示することができる．そのため，ADは見当識課題や記憶課題での失点が目立つのに対し，DLBではADの特徴に加えて構成課題などでの失点も目立つなど，COGNISTATは

VI. 検査

DLBとADの鑑別にも役立つ可能性がある．また，最も難易度の高い課題に正解すれば正常域としてその課題は終了し，正解できなかった場合には難易度が徐々に増す課題が実施されるため，評価できる認知機能が豊富である一方，被検査者の負担にも配慮がなされている．このように，COGNISTATは，初期の認知症における認知機能障害の評価に有用な検査であると考えられる．

Alzheimer's Disease Assessment Scale（ADAS）（日本語版はADAS-J cog.）[20]は，ADに対する認知機能検査として世界的に用いられている．記憶課題の難易度も比較的高く，COGNISTATと同様，初期の認知症に対して有用な検査であると考えられる．また，期間を空けて複数回実施することが可能で，継時的な評価が行えるという特徴もある．

また，より詳細に記憶機能を評価する検査としてウェクスラー記憶検査（Wechsler Memory Scale-Revised：WMS-R）[21]が用いられることも多い．WMS-Rは，国際的によく用いられる記憶検査のなかで，最も詳細で難易度も高い．WMS-Rは記憶を言語性記憶と視覚性記憶に分けて検討するため，DLBは言語性記憶に比べて視覚性記憶がより低得点になりやすい傾向がある．そのため，COGNISTATやADASよりも負担が大きいものの，MCIにおける軽度の記憶障害でもより的確に評価することができる．

しかし，一般にDLBの記憶障害はADよりも軽度であり，初期には目立たない場合も多い．そのため，DLBの記憶障害を初期から的確に評価することは，ADとの鑑別のみならず，DLBの前駆状態の早期発見においても重要である．さらに，WMS-Rなど詳細な検査を用いても，年齢相応の記憶機能を有するDLBの前駆状態やADのMCIも存在する．この問題については，「B．神経心理学的検査によるDLBの早期発見」で後述する．

記憶機能以外の認知機能障害に関しては，ウェクスラー成人知能検査（Wechsler Adult Intelligence Scale-third edition：WAIS-Ⅲ）[22]が，詳細な検査として代表的である．これまでに，WAIS-Rを用いたDLBの評価法も検討されており[23]，下位検査課題のうち，DLBは「積木模様」，「絵画配列」，「組合せ」，「符号」などに障害が現れやすいことが報告され，このためDLBにおいては特に言語性IQよりも動作性IQのほうが低得点になりやすい．これらの下位検査は，DLBに特徴的な視覚認知障害や構成障害，パーキンソニズム，処理速度の低下などに関係している課題であり，臨床的な有用性が高い．また，実行機能検査として，Frontal Assessment Battery at bedside（FAB）[24]のほか，Trail Making

Test[4,7]やStroop Test[4,8]などが用いられることが多い．

2）認知機能の動揺

　DLBの中核症状である認知機能の動揺は，比較的急速に起こり，数分から数時間，時に数週から数カ月に及ぶことがある．この状態は注意や覚醒レベルの変動と関連していると考えられている．

　認知機能の動揺を評価する手法として質問紙[25,26]なども開発されているが，普段の様子については家族などからの情報に基づいて評価する必要があるため，中核症状のなかでも最も客観的な評価が困難な症状であり，評価者間の信頼度も低いとされている[27]．

　神経心理学的検査では，HDS-RやMMSEなどの比較的簡便な検査を複数回実施することによって，反応の質や得点の変動という点から認知機能の動揺を評価することが可能である．しかし，これは，むしろ神経心理学的検査の妥当性を下げる要因として注意しなければならない．被検査者の認知機能は，本来，良好な状態において評価すべきであり，認知機能の動揺がある場合は，検査に先立って本人の様子や介護者の情報などからその時点の状態像を知っておく必要がある．WAIS-ⅢやWMS-Rなど，負担が大きく複数回実施することに不向きな検査の場合には，特に注意が必要である．

3）幻視

a）幻視の神経心理学的特徴

　DLBの中核症状である幻視は，DLBでは初期からみられることが多いが，ADでは特殊な亜型であるposterior cortical atrophy（PCA）を除いてほとんどみられない．また，DLBは，幻視に加えて錯視や変形視，誤認などの視覚認知に関係した特徴的な症状を示すことが多い．このうち，幻視はないものが見える現象を指し，錯視や変形視は実際にあるものが別のものに見えたり歪んで見えたりする現象を指す．しかし，実際にはこれらは区別することが困難であり，DLBの臨床診断においては，明らかに幻視と考えらえる症状だけでなく，これらの幻視に近い他の症状も同様に扱うことが多い．

　このようなDLBの視覚認知に関係した症状は，後頭葉機能障害やこれに基づく視覚認知障害に関連していると考えられている[1]．最近では，幻視が出現する要因として，視知覚障害と注意障害をあげる考え方（perception and attention

VI. 検査

deficit) も報告されている[12]. 通常, 感覚情報が入力されると, 無意識に, それが何であるかいくつかの候補があげられ, 候補のなかから1つに注意が向けられることによって知覚が生じる. これに対して, DLBは視知覚障害（特に腹側視覚経路の障害）によって候補が的確にあげられず, さらに注意障害によって誤った候補に注意が向き, これが知覚されて幻視になるという[28]. このほかに, DLBは, 後側葉や後頭葉から出力される腹側視覚経路の障害だけでなく, 扁桃核から後頭葉に入力される経路にも障害があることが報告されている[29].

また, DLBの幻視が, パレイドリア（木が人間に見えたり, 壁のしみが顔に見えたりと, 対象物が別の物に見える現象. 対象物が木やしみであり, それぞれ人間や顔ではないと理解しているが, 一度そう思うと, どうしても人間や顔に思えてしまう）と連続性があるという仮説も提案されている[30].

b) 幻視に対する神経心理学的検査

① 従来の評価法

DLBの幻視に対する評価法は, これまで, Neuropsychiatric Inventory (NPI)[31] などを用いて, 家族などの情報提供者からの情報をもとに評価されることが多かった. しかし, これらは, 明らかな幻視を示すDLB患者には有用であるものの, 情報提供者が幻視に気づかない場合には, 症状を評価することができない. また, 明らかな幻視を伴わない視覚認知障害でも, NPIでは評価することができない. そのため, 幻視などの視覚に関連した症状は, DLBをADから鑑別する最も重要な症状であるにもかかわらず, 臨床的には見逃されがちであり, 診断基準の感度を下げる一因になっている.

② 視覚認知に関係する神経心理学的検査

このような観点から, DLBの視覚認知障害を客観的に評価する神経心理学的検査が求められており, これまでにもいくつかの報告がなされてきた.

Moriら[32]は, DLBはADに比べて大小弁別や形態弁別, 錯綜図, 視覚計数などの課題で成績が不良になることを報告した. たとえば, 錯綜図は比較的単純な線画が重なりあった図形をみて, 何が描かれているかを答える課題である. この視知覚課題は, DLBのなかでも特に幻視が出現している例において不良な結果になることが報告されており, DLBの視覚認知障害の評価法として代表的である.

最近では, パレイドリア誘発課題[30]や, 主観的輪郭課題[33]などによってDLBの視覚認知障害を評価する試みもなされている.

パレイドリア誘発課題は, パレイドリアを誘発する画像を用いてDLBの視覚

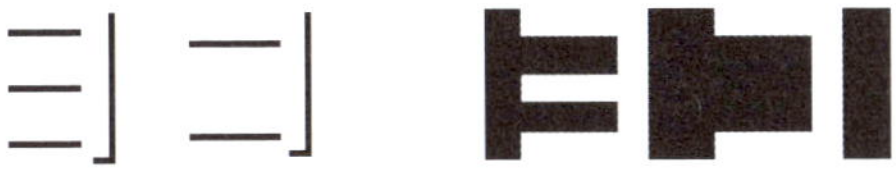

1. 神経心理学的検査

図1●主観的輪郭課題の例
それぞれカタカナで「ヨコ」と読むことができる.

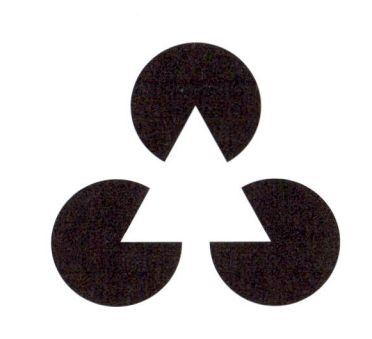

図2●カニッツァの錯視
黒い図形の間に，本当はないはずの白い三角形が見える.

認知障害を評価する手法である[30]．これは高い精度でDLBとADを鑑別できることが報告されており，最近ではより定量的に使用しやすい工夫もなされている[28]．

また，主観的輪郭課題（図1）は，健常者と同様に主観的輪郭を認知できるかという点から，DLBの視覚認知障害を評価する手法である．代表的な主観的輪郭としてカニッツァの錯視（図2）があるが，これらは後頭葉機能と関係していることが知られている．この課題もDLBをADから鑑別することが目的であるが，鑑別の基準や精度についてはまだ明らかにされていない．しかし，幻視が明らかになる以前のDLBの前駆状態において，主観的輪郭課題で異常が認められたという報告がある[33]．

VI. 検査

③ 描画による神経心理学的検査

ここまでにあげた課題の多くは，被検査者に刺激を提示して，その回答から視覚認知に異常がみられるか否かを評価する手法である．一方，DLBの視覚認知障害を評価する別の手法として，描画課題も検討されている．

たとえば，MMSEの5角形模写課題では，各疾患群内での失点した割合がDLBは55％，ADは40％であり，DLBで統計的に有意に失点する頻度が高く，描かれた図形も質的に不良であるという報告がある[16]．しかし，この課題は単一の図形の模写であり，採点も大まかであるため，この結果に基づいてDLBとADを鑑別するのは困難である．

時計描画課題[34,35]は，ADは時計の見本を見ないで描いた場合，時計の概念や形態の想起に困難があるため不良な結果となるのに対し，見本を見て描いた場合にはこれらの困難が現れにくいため比較的良好な結果となる．DLBもADと同様に時計の概念や形態の想起が困難であるため，見本を見ないで描いた場合には不良な結果になるが，さらに視覚認知障害によって見本を見て描いた場合にも不良な結果になる．この差は両疾患の鑑別に有用であるとされている（図3）．

また，ベンダーゲシュタルトテスト（Bender Gestalt Test：BGT）を用いた研究[36]では，DLBはADや健常高齢者よりも有意に不良な得点であり，BGTはDLBとADを高い精度で鑑別できることが報告されている．特に，Pascal-Suttell法[37]で採点した場合，98点以上をDLBとすると高い感度と特異度でDLBをADから鑑別することができる．しかし，Pascal-Suttell法は採点項目が105項目あり煩雑であるため，DLBとADの鑑別に目的を限定した16項目からなる簡易採点法[38]も提案されている（表1）．この簡易採点法では，16点中5点以上の場合にDLBが疑われる．DLBではADにみられない独特な描画結果を示すことがあるため（図4），BGTは数量的にだけでなく質的にもDLBとADの違いを検討するのに有用であると考えられる．

描画課題は，主に，「提示された図形や自身の描画の経過を見る」という視覚に関係した機能と，「手を動かして描く」という手指の運動に関係した機能からなる．DLBはADにはみられにくい中核症状を有しており，描画課題はこのうちの幻視（視覚認知障害）とパーキンソニズム（運動機能障害）に関係していることから，DLBの特徴を明らかにしやすい．また，描画課題は，図4や以下の症例（図5）に示したように，本人の体験に近いかたちで視覚認知障害を評価できる可能性がある．

1. 神経心理学的検査

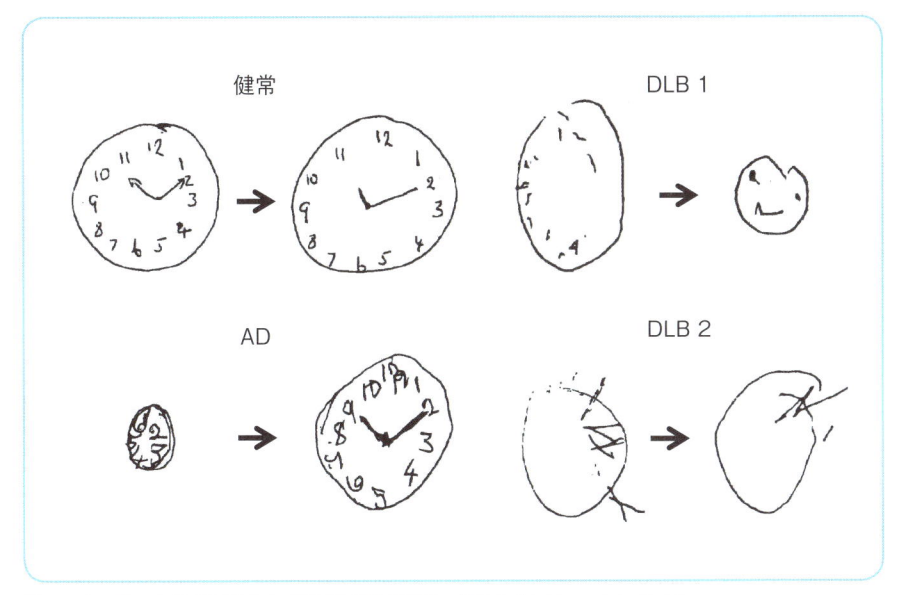

図3● レビー小体型認知症の時計描画課題の結果（文献35より改変）
それぞれ，左側が見本を見ないで描いた結果，右側が見本を見て模写した結果である．ADは見本を見ないで描いた場合，時計の概念や形態の想起に困難があるため不良な結果となりやすいのに対し，見本を見て描いた場合にはこれらの困難が現れにくいため比較的良好な結果となる．DLBもADと同様に時計の概念や形態の想起が困難であるため，見本を見ないで描いた場合には不良な結果になるが，さらに視覚認知障害によって見本を見て描いた場合にも不良な結果になる．

　視覚認知障害を検討する課題は，できる限り視覚認知だけに限定した内容であるほうが望ましいか，描画課題のようにパーキンソニズムや他の心理的特徴，障害の評価も同時に行える課題のほうが有用か，神経心理学や臨床心理学など専門家の立場で考え方が異なるかもしれない．いずれにしても，各検査にはそれぞれに長所，短所，限界があり，DLBの視覚認知障害を確実に評価できる手法が確立されていない現状では，検査の目的や被検査者の状態像などを含めて柔軟に課題を選択する必要があると考えられる．
　以下に別章「Ⅳ．臨床経過・予後」で紹介した症例1の描画課題の検査結果を示す．

VI. 検査

表1 ● ベンダーゲシュタルトテストの簡易採点法

図版	項目	採点基準[a]	得点[b]
I	1. 歪み[c,d]	a 列の歪み：2列に描かれる，ボツ点が6個以下など，図版から著しく逸脱しゲシュタルトが崩壊しているような場合に加算する． b ボツ点の歪み：意図的にボツ点に影が描かれる，ボツ点が数字として描かれるなど，ボツ点自体の歪みが認められた場合に加算する（小円やダッシュなどへの変形は加算しない）．	0・1
	2. ふるえ[e]	点や線が大きくふるえた場合に加算し，健常高齢者に一般的に現れるような小さなふるえは加算しない．	0・1
II	3. 歪み	a 列の歪み：コラムがランダムに描かれる，コラムがいくつかに分割されている，コラムが6列以下など，図版から著しく逸脱しゲシュタルトが崩壊しているような場合に加算する． b 小円の歪み：意図的に小円のなかに余分な図形が描かれる，小円が数字として描かれるなど，小円自体の歪みが認められた場合に加算する（ボツ点やダッシュなどへの変形は加算しない）．	0・1
	4. ふるえ	I 図版と同様．	0・1
III	5. 歪み	矢のようにみえない場合や，ボツ点が不規則にかたまっている場合など，図版から著しく逸脱しゲシュタルトが崩壊しているような場合に加算する．しかし，Pascal-Suttell 法とは異なり，ボツ点の過不足が1，2個程度であってゲシュタルトが崩壊していないような場合は加算しない． I 図版と同様に「b ボツ点の歪み」は加算する．	0・1
	6. ふるえ	I 図版と同様．	0・1
IV	7. 歪み	図版から著しく逸脱しゲシュタルトが崩壊しているような場合に加算する．	0・1
	8. ふるえ	I 図版と同様．	0・1
V	9. 歪み	弧線のボツ点が5個以下の場合，線で描かれている場合，ボツ点がランダムに混在している場合，図版から著しく逸脱した場合など，図版から著しく逸脱しゲシュタルトが崩壊しているような場合に加算する．しかし，Pascal-Suttell 法とは異なり，ボツ点で円のように閉ざされている場合だけでは加算しない． I 図版と同様に「b ボツ点の歪み」は加算する．	0・1
	10. ふるえ	I 図版と同様．	0・1
VI	11. 歪み	一方の波線が他のものと著しく異なっている場合，2つの波線が交叉していない場合など，図版から著しく逸脱しゲシュタルトが崩壊しているような場合に加算する．	0・1
	12. ふるえ	I 図版と同様．	0・1

1. 神経心理学的検査

表1 ● ベンダーゲシュタルトテストの簡易採点法（つづき）

図版	項目	採点基準[a]	得点[b]
Ⅶ	13. 歪み	一方が他方の約2倍に描かれている場合，双方が重なっていない場合，極端に重なっている場合など，図版から著しく逸脱しゲシュタルトが崩壊しているような場合に加算する．	0・1
	14. ふるえ	Ⅰ図版と同様．	0・1
Ⅷ	15. 歪み	長さと幅の比が極端に割合を欠いている場合，ひし形が6角形の1/3以上に重なっている場合など，図版から著しく逸脱しゲシュタルトが崩壊しているような場合に加算する．	0・1
	16. ふるえ	Ⅰ図版と同様．	0・1

[a] Pascal-Suttell 法および修正版 Hutt-Briskin 法参照．
[b] 採点基準を満たした場合に1点を加算する．16点中5点以上の場合に DLB が疑われる．
[c] a，b のいずれかが認められた場合に加算する（両方認められても1点）．
[d] 修正版 Hutt-Briskin 法では Fragmentation に相当する．
[e] 修正版 Hutt-Briskin 法では Motor Incoordination に相当する．
Pascal-Suttell 法は「高橋省己．ベンダーゲシュタルトテストハンドブック．京都：三京房；1968.」，修正版 Hutt-Briskin 法は「Lacks P: Bender Gestalt screening for brain dysfunction; 2nd ed. New York: John Wiley & Sons; 1999.」を参照．
（文献 38 より改変）

症例 「Ⅳ．臨床経過・予後」の症例 1

　神経心理検査については，HDS-R が 19 点，MMSE が 24 点であり，近時記憶障害，見当識障害，計算障害・注意障害，健忘失語が認められた．MMSE の 5 角形模写は不正解であり，質的にも不良であった．Ala らの得点は 4.3 点であった．
　WAIS-Ⅲは，全検査 IQ が 91，言語性 IQ が 112，動作性 IQ が 67 であった．群指数は，言語理解が 114，知覚統合が 68，作動記憶が 103，処理速度が 60 で，知覚統合と処理速度の得点が有意に低かった．特に，符号は課題遂行自体が困難で，符号を書き写すだけの符号補助課題 2 も遂行できなかった．
　WMS-R では，一般的記憶が 65，言語性記憶が 75，視覚性記憶が 57，遅延再生が 63 であり，全体的に記憶機能の障害が認められたが，特に視覚性記憶が低い得点であった．
　BGT は Pascal-Suttell 法で 121 点と DLB のカットオフポイントより高く，DLB が疑われた．簡易採点法でも 5/16 点と DLB が疑われる得点であった．質的には，いくつかの図版で線のふるえや模写の歪み，ゲシュタルトの崩壊が認められた（図 5）．特に Ⅰ 図版を描く際には「これをそのまま写すんですか？　すごく複雑

VI. 検査

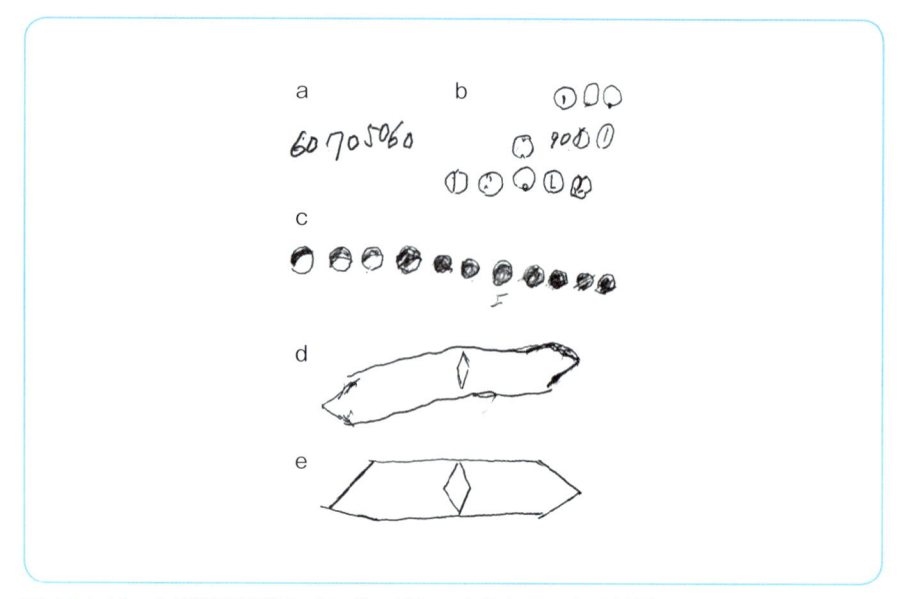

図 4 ● レビー小体型認知症のベンダーゲシュタルトテストの結果
DLB 患者は，ボツ点「・」が，(a) 数字に変形したり，(b) 小円のなかに模様を描くことがある．また，ボツ点「・」を (c) 月が満ち欠けしたように描くことがある．さらに，(d) DLB は (e) AD に比べて線のふるえが強いことが多い．
（文献 38 より改変）

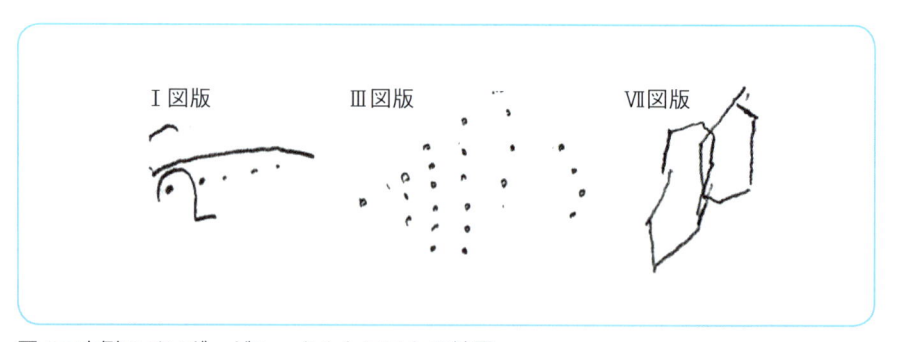

図 5 ● 症例のベンダーゲシュタルトテストの結果
Ⅰ図版はボツ点「・」が横 1 列に並んだ図版だが，ボツ点「・」の間に，「すごく複雑な人形（頭部）が見える」という．

な人形に見えるのですが．大変ですね…」などと，点の列の間に人形が見えるという幻視ないし錯視を示唆する発言をしていた．「見えた通りに描いてみて下さい」と教示すると，実際に人形の頭の輪郭を線で描いたのち，「細かすぎて描けないです」と言ってⅠ図版は終了した．このような言動は，Ⅰ図版だけに生じた．

4）パーキンソニズム

中核症状であるパーキンソニズムは，寡動，筋固縮，姿勢反射障害，振戦などPDでみられるものと大きな差はないが，安静時振戦は欠くことが多く，末期にいたってもパーキンソニズムがみられない場合もある．

神経心理学的検査では，手指を使う課題で特徴が示されやすい．特に描画課題では，線のふるえとして評価が可能である．WAIS-Ⅲの符号や積木模様など反応速度で得点が変動する課題では，得点の低下が認知機能障害で生じたのか，パーキンソニズムで生じたのかを注意して検討する必要がある．

また，一般にパーキンソニズムに伴って注意障害が現れる場合が多い．注意の評価法には，簡便な検査としてHDS-RやMMSEの計算課題や逆唱課題などがある．また，より詳細な評価法として，前述したCOGNISTATやADAS，WMS-R，WAIS-Ⅲのいずれにも，HDS-RやMMSEよりも詳細な注意課題が含まれている．

B 神経心理学的検査によるDLBの早期発見

1）軽度認知障害（MIC）とは

ADやDLB，その他の認知症疾患は，認知症の定義である社会生活に支障をきたす認知機能障害が出現した状態で診断される．しかし，近年，認知症の早期発見の必要性が高まり，認知症の定義を満たす前の前駆状態で発見することが求められてきた．

認知症の前駆状態を示す概念は多くあるが，特にMCIは，最もよく用いられている概念である．最近ではMCIを，記憶障害を主体とする健忘型MCI（amnestic MCI: aMCI）と，記憶以外の認知機能障害を主体とする非健忘型MCI（non-aMCI）に分類するようになった．このうち，DLBに進展しやすいのはnon-aMCIとされているが[39]，DLBの必須症状は記憶障害が中心であり，実際にはaMCIからDLBに進展する可能性も高い．

国際的には，特にaMCIの診断基準[39]として，（1）主観的な物忘れの訴え，（2）

VI. 検査

年齢に比して記憶機能が低下，(3) 全般的な認知機能は正常，(4) 日常生活動作は正常，(5) 認知症ではない，という基準が用いられている．

このうち，(2) 記憶機能低下を的確に評価することは，aMCIの診断において特に重要である．DLBはADに比べて記憶障害が軽度である場合が多く，初期のDLB患者に神経心理学的検査を実施して評価する際には，より慎重に行う必要がある．

2) 軽度認知障害の神経心理学的検査
a) 従来の神経心理学的検査法

記憶機能低下は，研究・臨床を問わず，記憶課題の得点が同年齢群における平均から-1.0標準偏差 (SD) ないし-1.5 SDを下回り記憶障害として認められた場合に評価されることが多い．本来，記憶機能の低下とは，病前から現在までに記憶機能がどれだけ低下したかを縦断的に評価すべきであり，-1.0 SDを上回る得点であっても病前から明らかに低下が認められる場合にはaMCIと評価されるべきである．しかし，実際には，病前の記憶機能が数量的に評価されている例はほとんどなく，このような縦断的な評価は困難である．そのため，-1.0 SDないし-1.5 SDという基準を用いて，横断的に評価されているのが現状である．

このような横断的な評価を行う場合には，ある程度難易度の高い検査を実施する必要があるが，そのなかで比較的簡便な検査としてCOGNISTATが，より詳細な検査としてWMS-Rがある．これらは，明らかな記憶障害を示すaMCIであれば的確に鑑別することが可能である．しかし，臨床的には，-1.0 SD以上の得点を示し記憶障害とは認められないaMCI例も多く[40]，aMCIをより早期に発見する場合には，このような横断的評価には限界がある．

b) より的確な神経心理学的検査法

記憶機能の低下は，本来，縦断的に評価すべきであり，横断的評価には限界がある．しかし，ほとんどの被検査者は，健忘などの異常に気づいた後にはじめて専門的な検査を受けることになる．そのため，異常が出現する前の病前の状態が数量的に評価されている例はまれであり，縦断的評価を行うことができない．このような場合，病前の数量的評価の代わりとして，異常に気づいて検査を受ける時点で評価可能な別の指標から，病前の記憶機能がどの程度であったかを推測し，縦断的評価に代える必要がある．

Japanese Adult Reading Test (JART) やWAIS-Ⅲは病前の機能を推測でき

る指標として代表的であり，いずれもその妥当性が示されている．このうち，JART[41]は，WAIS-Ⅲよりも簡便に実施できる点で有用である．一方，WAIS-ⅢはJARTよりも煩雑で検査時間がかかるものの，DLBやSD[42]の早期発見にも有用である．DLBでは「積木模様」，「絵画配列」，「組合せ」，「符号」などに早期から障害が現れるため，比較的保たれやすい言語性IQに比べて動作性IQが低得点になりやすい．認知症の早期発見を目指す場合には，ADだけでなくDLBやFTLDなどを含めた他の認知症の前駆状態の可能性も考慮すべきであり，ここにWAIS-Ⅲを実施する意義がある．

また，WMS-Rは記憶を言語性記憶と視覚性記憶に分けて検討するため，特にDLBでは早期から言語性記憶に比べて視覚性記憶のほうが低得点になりやすいなどの特徴が示される可能性がある．

最近では，WMS-Rによって現在の記憶機能を評価するのに加え，病前の機能を推測する指標としてWAIS-Ⅲ（特に言語性IQ）を用いることで，−1.0 SDを上回る得点を示すaMCI例を含め，より的確にaMCIを鑑別できることが報告されている[43,44]．この研究では，「WAIS-Ⅲの言語性IQ」−「WMS-Rの一般的記憶」の値が10点以下の場合を健常，11点以上の場合をaMCIとした場合，高い感度と特異度で健常とaMCIを鑑別することが可能であった．

3）他の認知機能障害に対する早期からの神経心理学的検査

前項では，初期のDLBの記憶障害に注目し，aMCIに対する神経心理学的検査法について解説した．しかし，多くの研究では，DLBの前駆状態はaMCIよりもnon-aMCIが典型的であると報告されている．たとえば，最近の研究[45]では，278例のaMCIのうちADに進展した患者は159例（57.2%），DLBに進展した患者は16例（5.8%），49例のnon-aMCIのうちADに進展した患者は3例（6.1%），DLBに進展した患者は33例（67.3%）であった．さらに，この研究では，記憶障害を示した割合が，ADに進展したMCI患者の99.0%，DLBに進展したMCI患者の32.5%であることが報告されている．一方，注意障害は，DLBに進展したMCI患者のうち39.0%でみられており，記憶障害に伴っていた例を含めると63.5%が何らかの注意障害を示していた．また，この研究では注意・実行機能に関する課題としてTrail Making TestとStroop Testを用いており，注意障害だけでなく視覚認知障害や処理速度低下などもこの結果に関係している可能性が高い．そのため，DLBの早期発見には，記憶障害だけでなく注意障害や視覚認知障

VI. 検査

害，処理速度低下のなどの的確な評価も重要であると考えられる．

認知症の早期発見を目的にする場合には，ある程度難易度が高く，健常者でも満点をとることが難しいような課題を実施する必要がある．また，その際には，記憶機能の評価で述べたように，障害されている機能だけでなく保たれた機能についても評価し，両者の比較を行うことが重要である．たとえば，WAIS-ⅢとWMS-Rなどの検査バッテリーは課題の難易度も高く，言語性課題を中心にDLBでも比較的保たれやすい指標もあるため，記憶機能以外の認知機能障害についても早期からの評価に有用であると考えられる．

4）幻視に対する早期からの神経心理学的検査

前述の通り，DLBの幻視は，これまでNPIなどを用いて，家族などの情報提供者からの情報をもとに評価されることが多かった．しかし，特にDLBの前駆状態においては，情報提供者のみならず本人も幻視に気づかない場合もあり，神経心理学的検査によって視覚認知障害の存在を検討する必要がある．

これまで，DLBの前駆状態を対象にした神経心理学的検査の報告はあまりないが，たとえば，Isekiら[46]は，^{18}F-FDG PETなどの脳機能画像検査と，BGT，WAIS-Ⅲ，WMS-Rなどの神経心理検査結果に基づいて，DLBに進行する可能性が高い前駆状態の例を報告している．また，Otaら[33]は，DLBの必須症状や中核症状が明らかになる以前の前駆状態の例を対象に，主観的輪郭課題を用いた視覚認知障害の評価法を検討している．

神経心理学的検査は，幻視が明らかではないDLBにおいても視覚認知障害の存在を評価できる可能性があり，今後のさらなる研究が望まれる分野である．

文献
1) McKeith IG, Dickson DW, Lowe J, et al. Consortium on DLB: Diagnosis and management of dementia with Lewy bodies; Third report of the DLB consortium. Neurology. 2005; 65: 1863-72.
2) 中島義明，子安増生，繁桝算男，他編．心理学辞典．東京：有斐閣；1999．
3) Suire LR. Memory and Brain. New York: Oxford Press; 1987（河内十郎訳．記憶と脳：心理学と神経科学の統合．東京：医学書院；1989）．
4) 石合純夫．高次脳機能障害学．東京：医歯薬出版；2003．
5) Calderon J, Perry RJ, Erzinclioglu SW, et al. Perseption, attention, and working memory are disproportionately impaired in dementia with Lewy bodies compared with Alzheimer's disease. J Neurol Neurosurg Psychiatry. 2001; 70: 157-64.
6) Collerton D, Burn D, McKeith I, O'Brien J. Systemic review and meta-analysis show that dementia with Lewy bodies is a visual-perceptual and attentional-exc-

utive dementia. Dement Geriatr Cogn Disoed. 2003; 16: 229-37.
7) Crowell TA, Luis CA, Cox DE, et al. Neuropsychological comparison of Alzheimer's disease and dementia with Lewy bodies. Dement Geriatr Cogn Disord. 2007; 23: 120-5.
8) Park KW, Kim HS, Cheon SM, et al. Dementia with Lewy bodies versus Alzheimer's disease and Parkinson's disease dementia: A comparison of cognitive profiles. J Clin Neurol. 2011; 7: 19-24.
9) Walker Z, Allan RL, Shergill S, et al. Neuropsychological performance in Lewy body dementia and Alzheimer's disease. Br J Psychiatry. 1997; 170: 156-8.
10) Connor DJ, Salmon DP, Sandy TJ, et al. Cognitive profiles of autopsy-confirmed Lewy body variant vs pure Alzheimer's disease. Arch Neurol. 1998; 55: 994-1000.
11) Mormont E, Grymonprez LL, Baisset-Mouly C, et al. The profile of memory disturbance in early Lewy body dementia differs from that in Alzheimer's disease. Rev Neurol. 2003; 159: 762-6.
12) Collerton D, Perry E, McKeith I. Why people see things that are not there: a novel perception and attention deficit model for recurrent complex visual hallucinations. Behav Brain Sci. 2005; 28: 737-57.
13) 加藤伸司, 下垣 光, 小野寺敦志, 他. 改訂長谷川式簡易知能評価スケール（HDS-R）の作成. 老年精神医学雑誌. 1991; 2: 1339-47.
14) Folstein MF, Folstein SE, McHugh PR. "Mini-Mental State"; a practical method for grading the cognitive state for the clinician. J Psychiatr Res. 1975; 12: 189-98.
15) Ala TA, Hughes LF, Kyrouac GA, et al. Pentagon copying is more impaired in dementia with Lewy bodies than in Alzheimer's disease. J Neurol Neurosurg Psychiatry. 2001; 70: 483-8.
16) 村山憲男, 井関栄三, 山本由記子, 他. 痴呆性疾患患者におけるHDS-RとMMSE得点の比較検討. 精神医学. 2006; 48: 165-72.
17) Ala TA, Hughes LF, Kyrouac GA, et al. The Mini-Mental State exam may help in the differentiation of dementia with Lewy bodies and Alzheimer's disease. J Geriatr Psychiatry. 2002; 17: 503-9.
18) 酒井佳永, 小高愛子, 村山憲男, 他. 認知症スクリーニング検査 the Rapid Dementia Screening Test(RDST)日本語版の有用性. 老年精神医学雑誌. 2006; 17: 539-51.
19) 松田 修, 中谷三保子. 日本語版COGNISTAT認知機能検査. 東京: ワールドプランニング; 2004.
20) 本間 昭, 福沢一吉, 塚田良雄, 他. Alzheimer's Disease Assessment Scale（ADAS）日本版の作成. 老年精神医学雑誌. 1991; 3: 647-55.
21) 杉下守弘. 日本版ウエクスラー記憶検査法. 東京: 日本文化科学社; 2001.
22) 日本版WAIS-Ⅲ刊行委員会. 日本版WAIS-Ⅲ. 東京: 日本文化科学社; 2006.
23) Shimomura T, Mori E, Yamashita H, et al. Cognitive loss in dementia with Lewy bodies and Alzheimer disease. Arch Neurol. 1998; 55: 1547-52.
24) Dubois B, Slachevsky A, Litvan I, et al. The FAB: A frontal assessment battery at bedside. Neurology. 2000; 55: 1621-6.
25) Walker MP, Ayre GA, Cummings JL, et al. The Clinician Assessment of Fluctuation and the One Day Fluctuation Assessment Scale. Two methods to assess fluc-

VI. 検査

tuating confusion in dementia. Br J Psychiatry. 2000; 177: 252-6.
26) 永島敦子, 市野千恵, 佐藤卓也, 他. Short Fluctuations Questionnaire (SFQ); レビー小体型認知症 (Dementia with Lewy bodies: DLB) の認知機能変動を評価する構造化インタビュー. 神経心理学. 2009; 25: 290-7.
27) Luis CA, Barker WW, Gajaraj K, et al. Sensitivity and specificity of three clinical criteria for dementia with Lewy bodies in an autpsy-verified sample. Int J Geriatr Psychiatry. 1999; 14: 526-33.
28) 横井香代子, 西尾慶之, 内山 信, 他. レビー小体型認知症の錯視・幻視; パレイドリア誘発課題を用いた検討. 臨床精神医学. 2012; 41: 731-8.
29) Yamamoto R, Iseki E, Murayama N, et al. Investigation of Lewy pathology in the visual pathway of brains of dementia with Lewy bodies. J Neurol Sci. 2006; 246: 95-101.
30) Uchiyama M, Nishio Y, Yokoi K, et al. Pareidolias: complex visual illusions in dementia with Lewy bodies. Brain. 2012; 135: 2458-69.
31) Cummings JL. The Neuropsychiatric inventory: assessing psychopathology in dementia patients. Neurology. 1997; 48: S10-6.
32) Mori E, Shimomura T, Fujimori M, et al. Visuoperceptual impairment in dementia with Lewy bodies. Arch Neurol. 2000; 57: 489-93.
33) Ota K, Iseki E, Murayama N, et al. Three presenile patients in which neuropsychological and neuroimaging examinations suggest possibility of progression to dementia with Lewy bodies. Psychogeriatrics. 2014; 14: 72-80.
34) Gnanalingham KK, Byrne EJ, Thornton A. Clock-face drawing to differentiate Lewy body and Alzheimer type dementia syndromes. Lancet. 1996; 347: 696-7.
35) Gnanalingham KK, Byrne EJ, Thornton A, et al. Motor and cognitive function in Lewy body dementia: comparison with Alzheimer's and Parkinson's diseases. J Neurol Neurosurg Psychiatry. 1997; 62: 243-52.
36) Murayama N, Iseki E, Yamamoto R, et al. Utility of the Bender Gestalt Test for differentiation of dementia with Lewy bodies from Alzheimer's disease in patients showing mild to moderate dementia. Dement Geriatr Cogn Disord. 2007; 23: 258-63.
37) 高橋省己. ベンダーゲシュタルトテストハンドブック; 増補改訂版. 京都: 三京房; 2011.
38) 村山憲男, 井関栄三, 杉山秀樹, 他. ベンダーゲシュタルトテストによるレビー小体型認知症の簡易鑑別法の開発. 老年精神医学雑誌. 2007; 18: 761-70.
39) Petersen RC, Negash S. Mild cognitive impairment: an overview. CNS Spectr. 2008; 13: 45-53.
40) Murayama N, Iseki E, Fujishiro H, et al. Detection of early amnestic mild cognitive impairment without significantly objective memory impairment: a case controlled study. Psychogeriatrics. 2010; 10: 62-8.
41) 松岡恵子, 金 吉晴. 知的機能の簡易評価 Japanese Adult Reading Test (JART). 東京: 新興医学出版社; 2006.
42) 村山憲男, 井関栄三, 太田一実, 他. 意味性認知症の前駆状態と考えられる2症例; もの忘れドックによる早期発見と神経心理的特徴. 老年精神医学雑誌. 2010; 21: 1377-84.
43) Murayama N, Tagaya H, Ota K, et al. Neuropsychological detection of the early stage of amnestic mild cognitive impairment without objective memory impair-

ment. Dement Geriatr Cogn Disord. 2013; 35: 98-105.
44) 村山憲男, 田ヶ谷浩邦, 井関栄三. 変性性認知症の鑑別および早期発見における神経心理検査の役割. 老年精神医学雑誌. 2013; 24: 654-9.
45) Ferman TJ, Smith GE, Kantarci K, et al. Nonamnestic mild cognitive impairment progresses to dementia with Lewy bodies. Neurology. 2013; 81: 2032-8.
46) Iseki E, Murayama N, Yamamoto R, et al. Construction of a (18) F-FDG PET normative database of Japanese healthy elderly subjects and its application to demented and mild cognitive impairment patients. Int J Geriatr Psychiatry. 2010; 25: 352-61.

〈村山憲男, 井関栄三〉

VI. 検査

2. 画像診断学的検査

　レビー小体型認知症（DLB）は，パーキンソン病（PD）および認知症を伴うパーキンソン病（PDD）ととともに臨床・病理学的疾患概念であるレビー小体病（LBD）に包括され，進行性の認知機能障害，特有の精神症状，パーキンソニズムを主症状とし，病理学的には大脳から脳幹に及ぶ中枢神経系と自律神経系の神経細胞脱落とレビー小体の出現を特徴としている．2005年の第3回国際ワークショップで改定された臨床・病理診断基準が現在もDLBの診断に用いられている[1]．

　本章では，DLBの画像診断学的検査について，理解が得やすいように適宜PDおよびPDDと比較しつつ，筆者らの総説[2]に沿って概説する．このなかで，最近明らかになってきた軽度認知障害（MCI）の画像診断学的知見についても触れる．

A 脳形態画像所見

　認知症を伴わないPDは，日常診療で施行される通常の頭部CT（computed tomography）やMRI（magnetic resonance imaging）では原則として有意な異常所見を認めないが，ごく軽度のびまん性大脳萎縮，嗅神経路や側頭葉の変性を認める例がある[3]．鉄沈着と神経細胞脱落が解像可能な高解像度4Tesla MRIを用いると，対照に比べてPDの黒質で有意な鉄濃度増加や神経細胞脱落が検出可能であるという[4]．

　PDDの頭部MRI所見は，PDと比較して海馬，前頭前野皮質，後頭葉灰白質・白質と頭頂葉白質の萎縮がほぼ同様に認められ，アルツハイマー型認知症（AD）に特徴的な脳萎縮部位，すなわち海馬や側頭頭頂葉皮質の萎縮は認知機能障害の程度と関連することが報告されている[5]．これはPDにおけるAD病理の合併を反映していると考えられる．PDからPDDへの移行期と考えられるPD-MCIで

VI. 検査

は，PDDと比べて萎縮部位は同様であるが，その程度が軽度であるとされる[6]．また，海馬萎縮と側脳室拡大の程度がPD-MCIの指標になると報告されている[7]．

一方，DLBの頭部MRI所見は，ADに比べて内側側頭葉領域の萎縮が軽度であること[8]，他の認知症と比較して全体の萎縮程度に有意差がないこと[9]が報告されており，前者はDLBの臨床診断基準の支持的所見にあげられている[1]．Kantarciら[10]は，DLB剖検例56例について，頭部MRIの局所性脳萎縮と神経病理学的所見との関連について検討した．その結果，MRIで海馬・扁桃核の萎縮が目立つ群ではBraakの神経原線維変化ステージが有意に高く，萎縮が軽度なほどDLB likelihoodが高かった．また対照群やAD群と比較して，high likelihood DLB群では背側中脳・橋部の灰白質部の萎縮が強く，萎縮が高度なほどDLB likelihoodが高かった．これは臨床像がDLBにより典型的であれば海馬や扁桃核が保たれ，一方で背側中脳・橋部の萎縮が高度であると解釈され，臨床像と形態画像上の特徴がある程度対応することを示唆している．ただし，DLBではADに比べて内側側頭葉が保存されるという所見はDLBの初期にいえることであり，進行とともに合併するAD病理の程度に応じて，DLBでも海馬や側頭頭頂葉皮質の萎縮が強くなり，頭部MRI所見でADと区別することは困難となる．DLBの前駆状態であるDLB-MCIでは，AD病理の合併が少ないと考えられることから，DLBに比べて脳萎縮はさらに軽度で，ほぼ年齢相応である[11]．

図1は，DLB，DLB-MCI例の頭部MRI画像の典型例を示す．

B 脳機能画像所見

1）脳FDG-PET画像とSPECT画像

安静時脳代謝および脳血流状態を調べる脳機能画像として，ここでは脳糖代謝を測定する18F-fluorodeoxyglucose positron emission tomography（FDG-PET）と脳血流量を測定するTc-99m ethylene cysteinate dimer single photon emission computed tomography（ECD-SPECT）ないしN-isopropyl-p-123I-iodoamphetamine SPECT（IMP-SPECT）の所見について解説する．

PDについて，病因不明のパーキンソニズム患者167例に対して脳FDG-PETを実施したところ，感度，特異度，陽性的中率および陰性的中率がそれぞれ84％，97％，98％，82％でPDと診断することができた．ここでは，PDのFDG-PET所見として，淡蒼球・線条体，橋・小脳の代謝増加，運動前野，補足運動野と頭頂連合野の代謝低下があげられている[12]．脳ECD-SPECTによるパーキンソニ

2. 画像診断学的検査

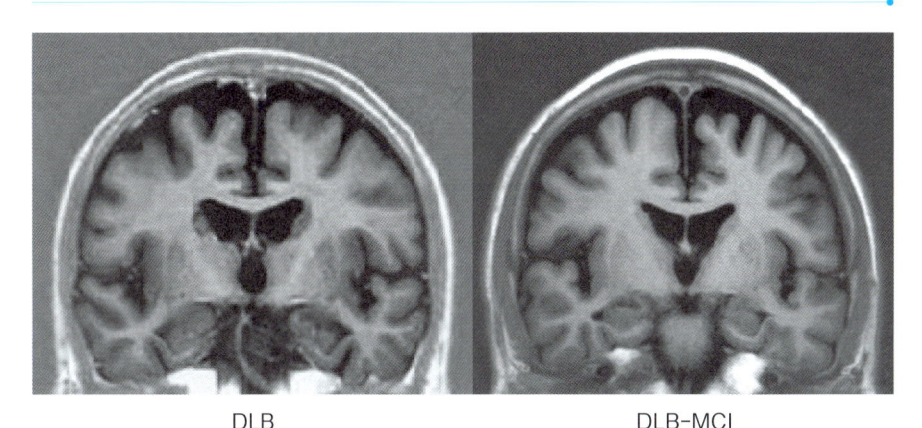

DLB　　　　　　　　　　DLB-MCI

図 1 ● DLB，DLB-MCI の頭部 MRI 画像（T1 強調画像）
左（DLB）：内側側頭葉を含む軽度の大脳萎縮．
右（DLB-MCI）：内側側頭葉萎縮はほとんどみられない．

ムの鑑別については，PD において小脳，淡蒼球・線条体，視床の血流増加，前頭弁蓋部，内側側頭皮質の血流低下が報告されている[13]．

　PDD の脳 FDG-PET 所見は，当初 AD と同様に側頭葉・頭頂葉の代謝低下が認められると報告されたが，その後両者を直接比較した結果，PDD では後頭葉視覚野により高度の代謝低下を認め，一方で内側側頭葉の代謝は比較的保たれることが明らかとなった[14]．PDD と PD の比較では，前頭葉の低代謝が PDD でより強く[15]，PDD と対照の比較では PDD で小脳，後頭葉の低代謝が認められ，これは AD との明らかな相違点である[16]．脳 IMP-SPECT 所見は FDG-PET における報告とほぼ同様で，頭頂葉，前頭葉，後頭葉，側頭葉に血流低下をみるとされる[17]．PD-MCI では，脳 FDG-PET，SPECT ともに後頭葉と前頭前野皮質の低代謝や低血流が目立ち，運動症状や薬物療法の影響によらない[18]．

　DLB に関しては，脳 FDG-PET または SPECT で，後頭葉，とくに後頭葉一次視覚野（primary visual cortex：PVC）の代謝低下や血流低下が特徴的な所見として報告され[19-22]，診断基準の支持的所見に含められている[1]．多施設研究の結果からは，probable DLB で脳 FDG-PET に PVC の代謝低下を認める割合は 71% である[21]．脳 SPECT ではこの割合はかなり低くなり，FDG-PET と SPECT との比較では，脳 IMP-SPECT よりも FDG-PET のほうが解像度および減衰補正に優れていることが報告されている[23]．後頭葉のうち PVC に加えて視覚連合野

VI. 検査

(visual association cortex：VAC) も AD と比較して有意に低代謝を示す部位であり[24]．AD と比較して PVC よりも VAC の低下がより顕著だという報告もある[25]．DLB の中核症状である幻視は視覚認知障害を基盤に発症し，視覚認知障害は視覚伝導路の障害に伴うものであることが想定されるが[26]，DLB で幻視を伴う群では伴わない群より FDG-PET の PVC の低代謝が強いこと[27]，コリンエステラーゼ阻害薬 (ChEIs) をはじめとする薬物療法によって幻視が改善し，脳 FDG-PET，SPECT の後頭葉低代謝や低血流所見もしばしば改善することが報告されており[28,29]，FDG-PET，SPECT の後頭葉低代謝や低血流所見は視覚伝導路の機能的障害を可視化していることが推察される．筆者らは，DLB 剖検例 22 例の後頭葉に関して神経病理学的評価を行い，PVC よりも VAC にレビー病理が多く出現することを確認した．さらに AD 病理合併の程度によって DLB を 2 群に分け，PVC，VAC のレビー病理を定量評価した結果，2 群間に有意差はみられず，後頭葉のレビー病理は AD 病理とは独立に固有に生じている病態であることを示した[30]．

後頭葉低代謝と臨床症状との関連については，前述の幻視のほかに，筆者らは各臨床症状との相関性を検定し，レム睡眠行動障害 (RBD) 出現時の年齢が PVC 低代謝群では非低下群よりも有意に若年であったことを明らかにした[31]．また，認知機能障害との関連性については，脳 FDG-PET を施行した 145 例について後方視的検討を行い，PVC 低代謝を認めた 25 例とこれを認めない 120 例を比較した結果，両群で認知機能障害には有意差がなかったが，前者は臨床診断として probable DLB 12 例 (48%)，possible DLB 6 例 (24%) であり，後者は probable，possible DLB 例が各 5 例 (4%) ずつで有意に少なかった[32]．Minoshima ら[19] の報告では，FDG-PET 施行時点で臨床診断が probable AD であった 53 例中，観察期間 5～13 カ月内に 13 例 (24.5%) が possible/probable DLB の診断基準を満たした．DLB 移行群・非移行群間で PET 施行時点での MMSE (Mini-Mental State Examination) や CDR (Clinical Dementia Rating) に有意差はなかったが，移行群 13 例中 8 例では PVC 低代謝を認め，非移行群 40 例中 5 例と比べ PVC 低代謝が高率に認められた．これらの知見は，PVC 低代謝は認知機能障害の程度とは相関性が低く，DLB に特徴的な独立した病態であることを示している．

最近，筆者らは DLB-MCI の時点で，既に脳 FDG-PET で PVC 低代謝を認め，これは認知機能障害の明らかでない前駆状態でも同様であることを示した[33,34]．

一方，脳 FDG-PET，SPECT では，後頭葉に加えて後部帯状回，楔前部や側頭

頭頂連合野などのADでみられる低代謝や低血流パターン(ADパターン)がDLBでもしばしば認められる．筆者ら[30]は，DLB脳を用いた神経病理学的検討で，後部帯状回，下側頭頭頂葉の神経細胞脱落は，神経原線維変化などのタウ発現量と最も相関が強いことを示し，脳FDG-PET上のADパターンとAD病理との直接的対応が示唆されることを報告した．すなわち，DLB例で後頭葉に連続して認められるADパターンは，レビー病理にAD病理が合併していることを示唆しており，このような例では後頭葉のみに低代謝を認める例と比較して，一般に認知機能障害が強い．

図2は，PVCを含めた後頭葉に低代謝が限局するDLB例，後頭葉に加えてADパターンの低代謝を伴うDLB例，DLB-MCI例の3種の典型例を図2に示す．

2) Neurotransmitterをトレーサーにした画像

パーキンソニズムの神経基盤である黒質線条体ドパミン神経変性を画像化する試みとして，シナプス前・後のトランスポーターに結合する各種リガンドや神経伝達物質代謝を検出する手法に基づいた機能画像が報告されている．シナプス前ドパミントランスポーター (presynaptic dopamine transporter：DAT) については [123I]-β-CIT，FP-CIT，[I99] TRODAT-1 SPECT，レボドパ代謝については 18F-dopa PET，CFT，RTI-32 などが，PDの早期診断に有用である[35]．PDのシナプス後ドパミンイメージングについては，IBZM-SPECT，C11-raclopride PET でシナプス後神経細胞に異常がないことが示されている．

DLBでも，PETやSPECTを用いたDATイメージングで線条体のDATの取り込みの低下が示されており，臨床診断基準の示唆的所見にあげられている[1]．このうち，[123I]-FP-CIT SPECT を用いた検討が進んでおり，DLB 27例，PD 19例，AD 17例，コントロール 16例において，DLBとPD例はADとコントロール例に比べて線条体のFP-CITの取り込みが有意に低下していた[36]．DLB例，PD例，PDD例ではAD例とコントロール例と比べて，有意に低い線条体のFP-CITの取り込みを示したが，DLB，PD，PDD例の間では有意差はみられなかった[37]．認知症の剖検例 20例 (DLB 8例とNon-DLB 12例) を対象としてFP-CIT SPECTの診断能力を検証した報告では，Non-DLB 12例は全て正常な取り込みを示し，DLB 8例では 7例が取り込みが低下し，1例のみが正常な取り込みを示した．臨床診断の感度は 75%，特異度 42%，FP-CITの感度 88%，特異度 100%で，FP-CIT SPECT は DLB の診断の感度を十分に高めると結論している[38]．

Ⅵ. 検査

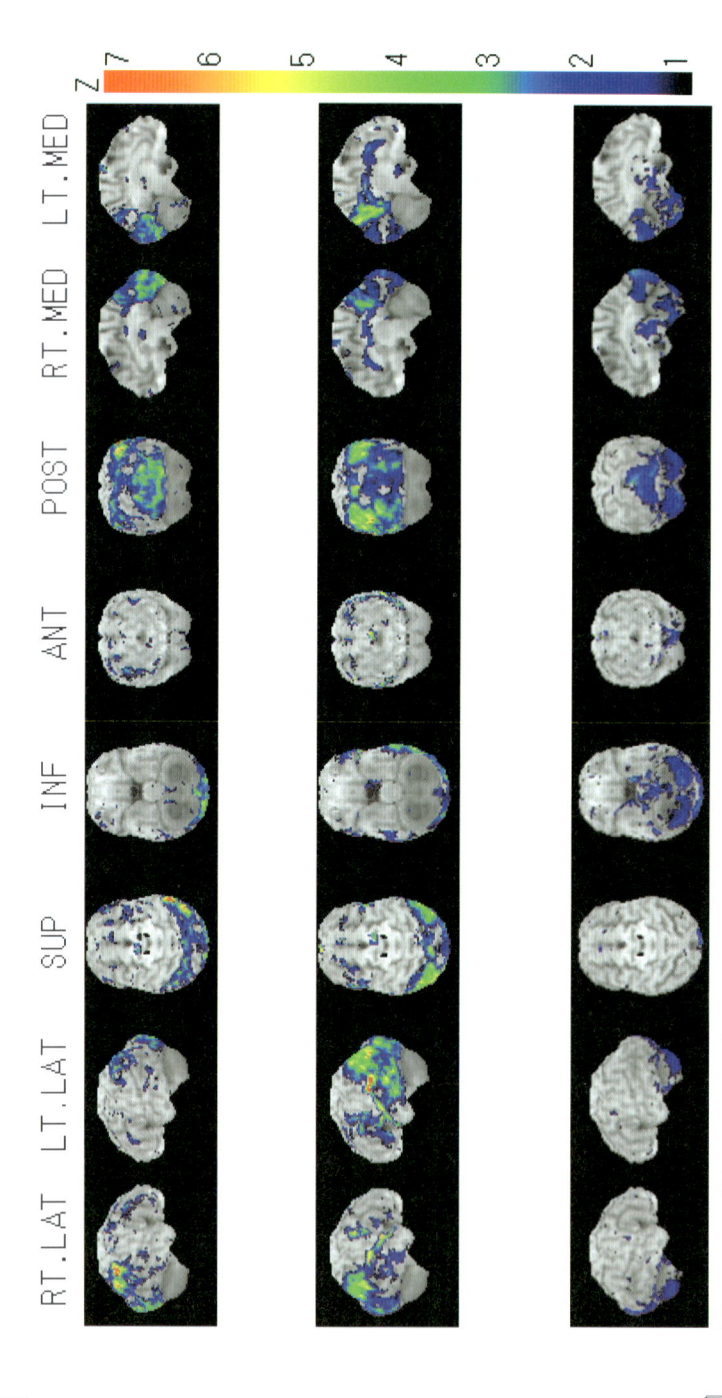

図2 ● DLBの脳 FDG-PET 画像
上段 (DLB): 低代謝が後頭葉視覚野にほぼ限局.
中段 (DLB): 後頭葉視覚野に加えて,楔部状回,後部帯状回,側頭頭頂連合野に低代謝.
下段 (DLB-MCI): 後頭葉視覚野と小脳に軽度の低代謝.

2. 画像診断学的検査

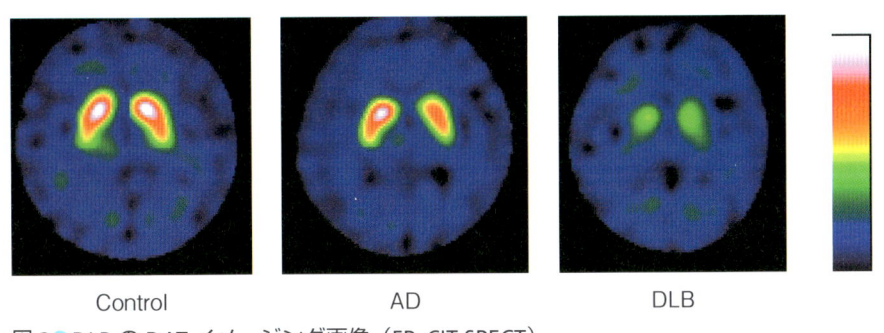

図3● DLB の DAT イメージング画像（FP-CIT SPECT）
左（control），中央（AD）：線条体の集積低下は認められない．右（DLB）：線条体の集積低下．

　DLB と AD の鑑別に関する FP-CIT SPECT の有用性については，本邦でも国内第Ⅲ相試験が終了して 2013 年 11 月に承認がなされ，2014 年初旬から保険適応による使用が可能となっている．筆者らにより施行された第Ⅲ相試験の DLB，AD，正常例の典型的画像を示す（図3）．ここでは，DLB 10 例のうち，8 例では線条体に明らかな取り込みの低下が認められ，AD および正常コントロール例ではいずれも低下はみられなかった．残る DLB 2 例については線状体の取り込みは正常であったが，半定量的評価を加えると 1 例のみが正常所見を示した．この不一致については大脳皮質にレビー病理が強く及ぶ一方，黒質では軽度にとどまる症例である可能性が推定された．

　DAT イメージングは黒質線条体ドパミン神経の変性を直接可視化できる画像検査であり，頭部 MRI，脳 FDG-PET，脳 SPECT，後述する MIBG 心筋シンチグラフィーに加えて，DLB の新しい画像診断学的検査として臨床現場での使用が増えることが予想される．

　一方，アセチルコリンエステラーゼ活性を検出する N-[11C]-methyl-4-piperi-dyl acetate を用いて，Shimada ら[39]は PD，PDD，DLB 例について PET を施行し，PD のごく初期から大脳皮質の全域，特に PVC の活性が低下すること，PDD，DLB ではこの所見がより広汎に及ぶことを見出した．この検討では初期 PD と進行期 PD 間，PDD と DLB 間では活性低下所見に有意差がなかった．

3）アミロイドイメージング

　国際的な AD 研究である ADNI（Alzheimer's disease neuroimaging initiative）では，MCI について β アミロイドに結合する ［11C］Pittsburgh compound B

VI. 検査

（[11C] PIB）で高度に集積した群は高率に AD へ移行することが明らかとなった[40]．神経病理学的検討から，PD 剖検脳では辺縁系に AD 病理が限局する一方，PD-MCI，PDD，DLB ではより進展した AD 病理を合併しており[41]，レビー小体病においてもアミロイドイメージングの有用性が想定されている．Hirano ら[42]によると，PIB の皮質への高度集積がみられた割合は PD で 18.6％，PDD で 37.0％，DLB で 61.4％であった．また，最近 Shimada ら[43]は，レビー小体病（PDD および DLB）について，PIB の皮質への高度集積がみられた群では海馬傍回，外側側頭葉，頭頂葉皮質の萎縮パターンが AD と高い一致率を示したことを報告している．しかし，アミロイド沈着がレビー小体病の認知機能障害にどの程度影響するかに関してはまだ不明な点が残っている．Irwin ら[41]は，PD 48 例，PDD 92 例の剖検脳についてレビー病理，AD 病理，血管病変などの病理所見，ApoE ε4，microtubule-associated protein tau gene（MAPT）H1 の遺伝子多型の各項目について認知機能障害との相関を調べた．その結果，最も強い相関は大脳皮質のレビー病理と ApoE ε4 遺伝子型でみられ，PD で生じる病理学的変化のうちレビー病理が認知機能障害に最も強い影響を与えているとしている．また，Shimada ら[43]の報告のなかで，認知症重症度や神経心理検査結果と PIB 蓄積との間に有意な相関が認められなかった理由として，萎縮が高度に及ぶレビー小体病例では PIB 蓄積が過小評価される可能性，他の複数の病理学的変化が認知機能障害に寄与している可能性を論じ，縦断的フォローアップの必要性を述べている．

C 心筋シンチグラフィー

Meta-iodobenzylguanidine（MIBG）は，guanethidine のアナログで，アドレナリン性前シナプス後神経節終末より取り込まれ，交感神経イメージングに用いる物質として確立されている．これを利用した心筋シンチグラフィーは，心筋ノルアドレナリン性神経支配を描出する最も優れた機能画像とみなされている[44]．放射性同位元素[123]I で標識した[123]I-MIBG による心筋シンチグラフィー（以下 MIBG シンチと略記）は，心筋梗塞や心筋症などの心疾患，糖尿病性ニューロパチーのほか，レビー小体病のように心臓交感神経脱神経を生じる神経変性疾患の補助的診断方法として有用であることが，本邦を中心に数多く報告されている[44-47]．SPECT を備えた医療機関では，PD の診断のみならず，DLB と AD など他の認知症との鑑別診断目的に臨床現場で幅広く実施されており，DLB の臨床診断基準の支持的所見にあげられている．心臓交感神経機能は，最も一般的な半

2. 画像診断学的検査

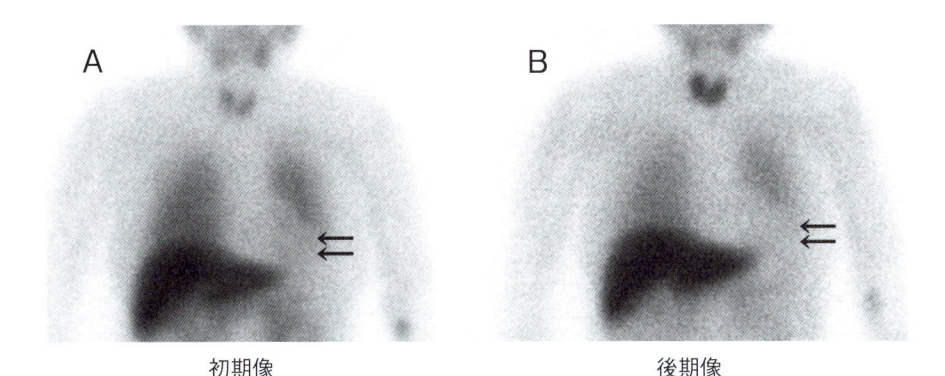

初期像 　　　　　　　　　　後期像

図 4 ● DLB の MIBG シンチ画像
A 初期像, B 後期像: ともに心筋の取り込みが低下.

　定量評価方法である心臓/縦隔比（heart to mediastinum ratio: H/M ratio）と洗い出し率（Washout rate: WR）で評価される. Treglia ら[44]は, MIBG シンチによる DLB 診断精度に関してのメタ解析を行い, 感度98％, 特異度94％であったことを報告しており, レビー小体病が自律神経系を含めた全身病であること, その客観的評価を行ううえで MIBG シンチが有用であることを示している. DLB-MCI における MIBG シンチ所見の報告は少ないが, 筆者ら MCI 症例において, MIBG シンチが DLB の早期診断に有用であることを報告した[11].

　レビー小体病の心臓交感神経系に生じる神経病理学的所見との対応に関しては, 剖検例を用いて Orimo ら[48]が詳細に検討しており, PD および DLB 例で交感神経節の神経細胞脱落よりも交感神経脱神経が MIBG シンチ所見を反映していることを報告している.

　図4に, DLB 例の典型的な MIBG シンチ画像を示す.

文献
1) McKeith IG, Dickson DW, Lowe J, et al. Diagnosis and management of dementia with Lewy bodies; third report of the DLB consortium. Neurology. 2005; 65: 1863-72.
2) 笠貫浩史, 井関栄三. 老年精神医学と Brain Imaging―レビー小体病の形態画像および機能画像. 老年精神医学雑誌. 2013; 24: 939-46.
3) Martin WRW, Wieler M, Gee M, et al. Temporal lobe changes in early, untreated Parkinson's disease. Mov Disord. 2009; 24: 1949-54.
4) Michaeli S, Oz G, Sorce DJ, et al. Assessment of brain iron and neuronal integrity in patients with Parkinson's disease using novel MRI contrasts. Mov Disord.

VI. 検査

2007; 22: 334-40.
5) Weintraub D, Dietz N, Duda JE, et al. Alzheimer's disease pattern of brain atrophy predicts cognitive decline in Parkinson's disease. Brain. 2012; 135: 170-80.
6) Beyer MK, Janvin CC, et al. A magnetic resonance imaging study of patients with Parkinson's disease with mild cognitive impairment and dementia using voxel-based morphometry. J Neurol Neurosurg Psychiatry. 2007; 78: 254-9.
7) Apostolova L, Alves G, Hwang KS, et al. Hippocampal and ventricular changes in Parkinson's disease mild cognitive impairment. Neurobiol Aging. 2012; 33: 2113-24.
8) Burton EJ, Barber R, Mukaetova-Ladinska EB, et al. Medial temporal lobe atrophy on MRI differentiates Alzheimer's disease from dementia with Lewy bodies and vascular cognitive impairment: a prospective study with pathological verification of diagnosis. Brain. 2009; 132: 195-203.
9) O'Brien J, Paling S, Barber R, et al. Progressive brain atrophy on serial MRI in dementia with Lewy bodies, AD and vascular dementia. Neurology. 2001; 56: 1386-8.
10) Kantarci K, Ferman TJ, Boeve BF, et al. Focal atrophy on MRI and neuropathologic classification of dementia with Lewy bodies. Neurology. 2012; 79: 553-60.
11) Fujishiro H, Nakamura S, Kitazawa M, et al. Early detection of dementia with Lewy bodies in patients with amnestic mild cognitive impairment using ^{123}I-MIBG cardiac scintigraphy. J Neurol Sci. 2012; 315: 115-9.
12) Tang CC, Poston KL, Eckert T, et al. Differential diagnosis of parkinsonism: a metabolic imaging study using pattern analysis. Lancet Neurol. 2010; 9: 149-58.
13) Feigin A, Antonini A, Fukuda M, et al. Tc-99m ethylene cysteinate dimer SPECT in the differential diagnosis of Parkinsonism. Mov Disord. 2002; 17: 1265-70.
14) Vander Borght T, Minoshima S, Giordani B, et al. Cerebral metabolic differences in Parkinson's and Alzheimer's diseases matched for dementia severity. J Nucl Med. 1997; 38: 797-802.
15) Yong SW, Yoon JK, An YS, et al. A comparison of cerebral glucose metabolism in Parkinson's disease, Parkison's disease dementia and dementia with Lewy bodies. Eur J Neurol. 2007; 14: 1357-62.
16) Peppard RF, Martin WR, Carr GD, et al. Cerebral glucose metabolism in Parkinson's disease with and without dementia. Arch Neurol. 1992; 49: 1262-8.
17) Kasama S, Tachibana H, Kawabata K, et al. Cerebral blood flow in Parkinson's disease, dementia with Lewy bodies, and Alzheimer's disease according to three-dimensional stereotactic surface projection imaging. Dement Geriatr Cogn Disord. 2005; 19: 266-75.
18) Silbert LC, Kaye J. Neuroimaging and cognition in Parkinson's disease dementia. Brain Pathol. 2010; 20: 646-53.
19) Minoshima S, Foster NL, Sima AA, et al. Alzheimer's disease versus dementia with Lewy bodies; cerebral metabolic distinction with apsy confirmation. Ann Neurol. 2001; 50: 358-65.
20) Small GW. Neuroimaging as a diagnostic tool in dementia with Lewy bodies. Dement Geriatr Cogn Disord. 2004; 17: 25-31.
21) Mosconi L1, Tsui WH, Herholz K, et al. Multicenter standardized 18F-FDG PET diagnosis of mild cognitive impairment, Alzheimer's disease, and other dementias.

J Nucl Med. 2008; 49: 390-8.
22) Iseki E, Murayama N, Yamamoto R, et al. Construction of a ^{18}F-FDG PET normative database of Japanese healthy elderly subjects and its application to demented and mild cognitive impairment patients. Int J Geriatr Psychiatry. 2010; 25: 352-61.
23) Ishii K, Hosaka K, Mori T, et al. Comparison of FDG-PET and IMP-SPECT in patients with dementia with Lewy bodies. Ann Nucl Med. 2004; 18: 447-51.
24) Gilman S, Koeppe RA, Little R, et al. Differentiation of Alzheimer's disease from dementia with Lewy bodies utilizing positron emission tomography with [^{18}F] fluorodeoxyglucose and neuropsychological testing. Exp Neurol. 2005; 191: S95-103.
25) Higuchi M, Tashiro M, Arai H, et al. Glucose hypometabolism and neuropathological correlates in brains of dementia with Lewy bodies. Exp Neurol. 2000; 162: 247-56.
26) 笠貫浩史, 井関栄三. 幻視: レビー小体型認知症. Clin Neurosci. 2012; 30: 947-9.
27) Imamura T, Ishii K, Hirono N, et al. Visual hallucinations and regional cerebral metabolism in dementia with Lewy bodies (DLB). Neuro Report. 1999; 10: 1903-7.
28) Mori T, Ikeda M, Fukuhara R, et al. Correlation of visual hallucinations with occipital rCBF changes by donepezil in DLB. Neurology. 2006; 66: 935-7.
29) Satoh M, Ishikawa H, Meguro K, et al. Improved visual hallucination by donepezil and occipital glucose metabolism in dementia with Lewy bodies: the Osaki-Tajiri project. Eur Neurol. 2010; 64: 337-44.
30) Kasanuki K, Iseki E, Fujishiro H, et al. Neuropathological investigation of the hypometabolic regions on positron emission tomography with [18F] fluorodeoxyglucose in patients with dementia with Lewy bodies. J Neurol Sci. 2012; 314: 111-9.
31) Chiba Y, Iseki E, Fujishiro H, et al. Primary visual cortical metabolism and rapid eye movement sleep behavior disorder in dementia with Lewy bodies. Psychiatry Clin Neurosci. 2014; 68: 137-44.
32) Fujishiro H, Iseki E, Kasanuki K, et al. Glucose hypometabolism in primary visual cortex is commonly associated with clinical features of dementia with Lewy bodies regardless of cognitive conditions. Int J Gereiatr Psychiatry. 2012; 27: 1138-46.
33) Fujishiro H, Iseki E, Murayama N, et al. Diffuse occipital hypometabolism on 18F-FDG PET scans in patients with idiopathic REM sleep behavior disorder: prodromal dementia with Lewy bodies? Psychogeriatrics. 2010; 10: 144-52.
34) Fujishiro H, Iseki E, Kasanuki K, et al. A follow up study of non-demented patients with primary visual cortical hypometabolism: prodromal dementia with Lewy bodies. J Neurol Sci. 2013; 334: 48-54.
35) Brooks DJ. Imaging approaches to Parkinson's disease. J Nucl Med. 2010; 51: 596-609.
36) Walker Z, Costa DC, Walker RW, et al. Differentiation DLB from AD using a dopaminergic presynaptic ligand. J Neurol Neurosurg Psychiatry. 2002; 73: 134-40.
37) O'Brien JT, Colloby S, Fenwick J, et al. Dopamine transporter loss visualized with FP-CIT SPECT in the differential diagnosis of dementia with Lewy bodies. Arch

VI. 検査

Neurol. 2004; 61: 919-25.
38) Walker Z, Jaros E, Walker RWH, et al. Dementia with Lewy bodies: a comparison of clinical diagnosis, FP-CIT single photon smission computed tomography imaging and autopsy. J Neurol Neurosurg Psychiatry. 2007; 78: 1176-81.
39) Shimada H, Hirano S, Shinotoh H, et al. Mapping of brain acetylcholinesterase alteration in Lewy body disease by PET. Neuorlogy. 2009; 73: 273-8.
40) Jack CR Jr, Lowe VJ, Weigand SD, et al. Alzheimer's disease neuroimaging initiative. Serial PIB and MRI in normal, mild cognitive impairment and Alzheimer's disease. Brain. 2009; 132: 1355-65.
41) Irwin DJ, White MT, Toledo JB, et al. Neuropathologic substrate of Parkisnon's disease dementia. Ann Neurol. 2012; 72: 587-98.
42) Hirano S, Shinotoh H, Eidelberg D. Functional brain imaging of cognitive dysfunction in Parkinson's disease. J Neurol Neurosurg Psyshiatry. 2012; 83: 963-9.
43) Shimada H, Shinotoh H, Hirano S, et al. β-amyloid in lewy body disease is related to Alzheimer's disease-like atrophy. Mov Disord. 2013; 28: 169-75.
44) Treglia G, Cason E, Giordano A. Diagnostic performance of myocardial innervation imaging using MIBG scintigraphy in differential diagnosis between dementia with Lewy bodies and other dementias: a systematic review and a meta-analysis. J Neuroimaging. 2012; 22: 111-7.
45) Orimo S, Ozawa E, Nakade S, et al. I- metaiodobenzylguanidine myocardial scintigraphy in Parkinson's disease. J Neurol Neurosurg Psychiatry. 1999; 67: 189-94.
46) Watanabe H, Ikeda T, Katayama T, et al. Cardiac (123) I-meta-iodobenzylguanidine (MIBG) uptake in dementia with Lewy bodies: comparison with Alzheimer's disease. J Neurol Neurosurg Psychiatry. 2001; 70: 781-83.
47) Yoshita M, Taki J, Yokoyama K, et al. Value of 123I-MIBG radioactivity in the differential diagnosis of DLB from AD. Neurology. 2006; 66: 1850-4.
48) Orimo S, Amino T, Ito Y, et al. Cardiac sympathetic denervation precedes neuronal loss in the sympathetic ganglia in Lewy body disease. Acta Neuropathol. 2005; 109: 583-8.

(笠貫浩史, 井関栄三)

Ⅵ. 検査

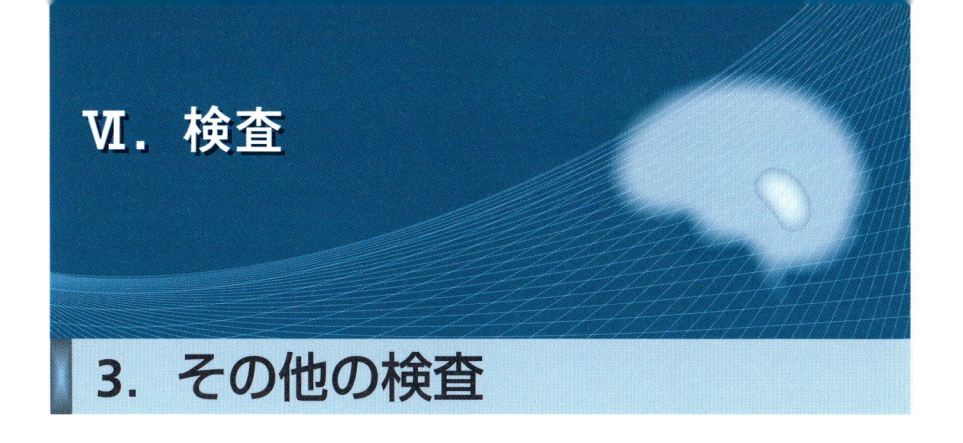

3. その他の検査

　前章で述べたように，レビー小体型認知症（DLB）は自律神経系へのレビー病理進展を伴う全身病であり，これを反映して便秘，起立性低血圧，尿失禁や発汗障害などの自律神経症状が出現する．早期診断や非侵襲性の観点から，近年各種の自律神経検査が DLB の補助診断法として検討されている．ここでは心拍変動解析，他の心血管系機能評価法，高炭酸換気応答検査，発汗機能評価に関して概説する．

A 心拍変動解析

　心拍変動解析（heart rate variability：HRV）は心臓自律神経障害評価に用いられ，糖尿病性ニューロパチーの重症度，急性心筋梗塞後の生命予後や不整脈出現リスクの評価などに使用される．心拍は自律神経調節の影響を受けながら，1 拍ごとに数 msec～数十 msec の生理的なゆらぎ（variability）を有するが，この「ゆらぎ」が各種の病態で低下する．この心拍変動解析は，その非侵襲性から神経変性疾患の自律神経評価法としても近年いくつかの報告がある[1-3]．HRV の解析は R-R 間隔値をもとに各パラメータに注目して行い，線形解析および非線形解析法が存在し，前者はさらに時間領域解析，周波数領域解析に大別される．

　パーキンソン病（PD）の早期診断に対する HRV の有用性に関して，Valappil ら[2]は，特発性レム睡眠行動障害（RBD）11 例について HRV のうち特定のパラメータが対照群と比較して有意に低下し，95.5％を正しく両群に分類できると報告した．Postuma ら[3]は，特発性 RBD 42 例を対象とし，平均 6.7 年の観察期間ののちに変性疾患が顕在化した群と不顕在であった群の比較を対照群とともに行った．その結果，対照群と比較して HRV のうち特定のパラメータで有意な低下を認めたが，特発性 RBD の 2 群間ではすべてのパラメータで有意差を認めなかった．

VI. 検査

　DLBについて，HRVの有用性について検討した報告はごく少数である．Allanら[1]は，各認知症疾患を対象に自律神経障害に関して評価を行い，認知症を伴うパーキンソン病（PDD）およびDLB群はアルツハイマー型認知症（AD），血管性認知症（VaD）群と比較して有意に障害が強いことを示した．HRVについては，DLB群ではいくつかのパラメータが対照群と比較して有意に低下していた．またMizukamiら[4]は，DLB 15例，AD 7例について，後述する高炭酸換気応答検査とともに24時間ホルター心電図からHRV解析を実施し，DLB群では1つのパラメータのみが対照群と比較して有意に低下したと報告した．

B 他の心血管系機能評価法

　HRVのほかにも，心血管系機能を評価する自律神経検査をDLBに関して施行した報告がある．Allanら[1]は，各認知症疾患を対象に，副交感神経機能の評価として，深呼吸，起立試験，バルサルバ手技に伴う心拍数変化を実施した．その結果，いずれにおいてもDLB群では対照群と比較して有意に変化が減少しており，深呼吸についてはAD群と比較しても有意に変化が減少していた．交感神経機能の評価としては，起立試験に伴う収縮期血圧変化，バルサルバ手技による収縮期血圧変化，臥位座位変換に伴う等尺性運動後の拡張期血圧変化を行い，起立試験においてDLB群では対照群と比較して有意な変化の減少がみられた．各疾患との比較では，バルサルバ手技においてDLB群はAD群よりも血圧変化の減少がみられた．またOkaら[5]は，DLBではPDと比較して頭部挙上検査（head-up tilt test）による血圧低下がより高度であることを報告した．これらの報告からは，DLB群では交感神経および副交感神経の双方に障害がみられることが示唆される．

C 高炭酸換気応答検査

　呼吸器系自律神経障害とDLBの関係について，Mizukamiら[4]が，高炭酸換気応答検査（ventilatory response to hypercapnia：VRH）の有用性を報告している．動脈血酸素分圧，動脈血二酸化炭素分圧，酸素飽和度および肺機能検査に異常を認めないDLB群15例にVRHを施行し，安静換気下にて呼気終末炭酸ガス分圧を5 Torr/分ずつ上昇させ，換気応答を測定した．その結果，DLB群では異常低反応を示し，AD群および対照群では正常反応を示した．このことから，DLBにおいては血中二酸化炭素濃度の上昇に対する反応性の低下が示され，比較

D 発汗機能評価

　Akaogi ら[6]は，DLB，PD，PDD の各 12 例を対象として，交感神経系を刺激する 4 種類の課題（深吸気，暗算，運動，触覚）に対する手指の発汗量を測定した．この交感神経系発汗反応（sympathetic sweat response）の結果は，各疾患群は対照群と比較していずれの課題に関しても発汗量が有意に減少していた．この報告では手指の血流量も測定しており，DLB および PDD 群で有意な低下がみられた．

文献
1) Allan LM, Ballard CG, Allen J, et al. Autonomic dysfunction in dementia. J Neurol Neurosurg Psychiatry. 2007; 78: 671-7.
2) Valappil RA, Black JE, Broderick MJ, et al. Exploring the electrocardiogram as a potential tool to screen for premotor Parkinson's disease. Mov Disord. 2010; 25: 2296-303.
3) Postuma RB, Lanfranchi PA, Blais H, et al. Cardiac autonomic dysfunction in idiopathic REM sleep behavior disorder. Mov Disord. 2010; 25: 2304-10.
4) Mizukami K, Homma T, Aonuma K, et al. Decreased ventilatory response to hypercapnia in dementia with Lewy bodies. Ann Neurol. 2009; 65: 614-7.
5) Oka H, Morita M, Onouchi K, et al. Cardiovascular autonomic dysfunction in dementia with Lewy bodies and Parkinson's disease. J Neurol Sci. 2007; 254: 72-7.
6) Akaogi Y, Asahina M, Koyama Y, et al. Sudomotor, skin vasomotor, and cardiovascular reflexes in 3 clinical forms of Lewy body disease. Neurology. 2009; 73: 59-65.

〈笠貫浩史，井関栄三〉

VII. 治療

1. 治療の考え方

　2005年のNeurologyに掲載されたCDLBガイドライン改訂版には，レビー小体型認知症（DLB）の診断のためのガイドラインとともに，治療を含めたマネージメントについてのガイドラインも示されている．ここでは，DLBを早期に見出し診断することの重要性とともに，認知機能障害の治療，BPSD（認知症の行動・心理症状）の評価とマネージメント，運動障害の治療，自律神経症状や睡眠障害の評価とマネージメントがあげられている[1,2]．DLBのマネージメントについての推薦できるエビデンスは限られており，DLBの治療で経験された臨床医の意見に基づいているとされる．

　DLBに対する治療は非薬物療法と薬物療法に大別される．DLBの非薬物療法は，DLBに伴う症状や機能障害を軽減させる可能性があり，DLBの治療に重要な役割を担っている．しかし，DLBに対する非薬物的治療については系統的な評価に基づく研究結果は報告されていない．認知機能障害と幻視などこれに伴う症状は，例えば注意や覚醒レベルが低下することに増悪することから，ケアや環境改善により注意や覚醒レベルを高めることにより，症状の改善をはかることができるかもしれない．運動障害についても，適切な運動療法は効果があるが，DLBでは転倒や失神を繰り返す例がしばしばあり，注意が必要である．

　DLBの薬物療法については，DLBの病態そのものに修飾を加えるような根本的薬物療法（disease-modifying therapy）はなく，DLBの様々な臨床症状に対する対症的薬物療法である．DLBでは，ドパミン系，ノルアドレナリン系，セロトニン系，アセチルコリン系などの特定の神経伝達系が障害されやすく，それらの障害に基づいた臨床症状をきたすことから，各々の神経伝達機能を修飾するような薬物が用いられる．治療の標的となる臨床症状には，認知機能障害，BPSD（幻覚，妄想，抑うつ，アパシー，睡眠障害，それらに関連する行動症状など），錐体

Ⅶ. 治療

外路症状など運動障害，自律神経症状が含まれる．各々の症状の改善を目的として，症状の出現順序と程度に応じた薬物療法を選択することになる．しかし，1つの症状を改善させる薬物が他の症状を増悪させることがしばしばみられるので，患者ごとに治療の主要な標的とすべき臨床症状を見定め，治療の副作用には十分留意する必要がある[3,4]．

以下に，DLB の各臨床症状に対する薬物療法と非薬物療法・ケアについて述べる．ここでは，CDLB ガイドライン改訂版で示されたものに加え，それ以後に新たに示された知見と現在行われている治療を含む．

文献
1) McKeith IG, Dickson DW, Lowe J, et al. Diagnosis and management of dementia with Lewy bodies: third report of the DLB consortium. Neurology. 2005; 65: 1863-72.
2) Barbar R, Panikkar A, McKeith IG. Dementia with Lewy bodies: diagnosis and management. Int J Geriatr Psychiatry. 2001; 16: S12-8.
3) 吉田光宏, 山田正仁. レビー小体型認知症. In: 認知症学会, 編. 認知症テキストブック. 東京: 中外医学社; 2008. p.268-81.
4) 井関栄三. レビー小体型認知症の薬物療法. 医学の歩み. 2011; 236: 987-91.

〈井関栄三〉

VII. 治療

2. 薬物療法

　2005年のCDLBガイドライン改訂版[1]には，レビー小体型認知症（DLB）の治療を含めたマネージメントについてのガイドラインが示されている．DLBの薬物療法では，以下に示す臨床症状の改善を目的として，各症状に応じた薬物療法を選択することになる[2]．

　本章では，DLBの薬物療法について，標的となる臨床症状ごとに，認知機能障害，認知症の行動・心理症状（BPSD），不安・抑うつ，睡眠障害，パーキンソニズム，自律神経症状の順で解説する．ここでは，CDLBガイドライン改訂版で示されたものに加え，それ以後に示された知見についても述べる．

A 認知機能障害に対する薬物療法

　本邦でADに対して使用可能な認知機能障害に対する薬物（抗認知症薬）は現在4種類で，コリンエステラーゼ阻害薬（cholinesterase inhibitors：ChEIs）のドネペジル（donepezil），ガランタミン（galantamine），リバスチグミン（rivastigmine），NMDA受容体（グルタミン酸受容体サブタイプ）拮抗薬のメマンチン（memantine）である．2014年3月現在，本邦でDLBの保険適応を有する薬物は存在しない．しかし，ドネペジルはすでに本邦でも第Ⅲ相試験を終えており，今後同薬は適応承認の方向にある．DLB脳ではアセチルコリン神経の起始核であるマイネルト基底核で神経細胞脱落がADよりも高度であり[3]，病態生理のうえからもChEIsはDLBの認知機能障害への効果が期待できる薬物である．一方，ADではグルタミン酸神経系の機能異常が認められ，NMDA受容体チャンネルの過剰な活性化が認知機能障害の一因であることが想定されているが，メマンチンのDLBに対する使用に関しても欧米で有効性の検討がすでになされており，治療薬の選択肢となり得る．

Ⅶ. 治療

　本項では，各々の抗認知症薬について，その有効性についての既報告をまとめる．

　プラセボ対照比較試験による抗認知症薬のDLBに対する効果を検討した報告は限られている．ChEIsの効果に関するCochrane data baseによる系統レビュー[4]によれば，2011年8月時点では二重盲検無作為化プラセボ対照比較試験が行われた薬剤はリバスチグミンのみであった．

　リバスチグミンについては，McKeithら[5]により，2000年に二重盲検無作為化プラセボ対照比較試験の結果が報告されており，エビデンスが高い．リバスチグミン投与群とプラセボ投与群の120例に対して6〜12 mgを20週間の観察期間で投与した結果，リバスチグミン投与群でMMSE（Mini-Mental State Examination）には有意な改善は認められなかったが，コンピュータ認知機能評価システムで行った複数の認知機能評価では，全般的な認知機能が改善傾向を示し，特に注意評価において良好な改善が得られた．その後のオープンラベル試験[6]でも，24週の投与で認知機能の改善がみられ，96週までの継続投与で悪化しなかった．本邦では，オープンラベル試験を含めてリバスチグミンのDLBに対する試験は行われていない．

　ドネペジルについては，DLB 4例をAD例12例と観察期間24週間で比較したオープンラベル試験の結果，認知機能の改善はDLB群がAD群より有意に高かったことが報告されている[7]．本邦では，オープンラベル試験により5 mg投与後4週でADAS-Cogにて認知機能の改善傾向が認められた[8]．その後，ドネペジルの二重盲検無作為化プラセボ対照比較試験（PhaseⅡ）が多施設共同で2007年から2010年に実施された[9]．140例に対してドネペジル3, 5, 10 mgとプラセボの各投与群に割付けて投与し，12週間の観察期間で認知機能の改善について評価をした結果，5, 10 mg投与群でMMSEに有意な改善が認められた一方，3 mg投与群では有意差が認められなかった．また，WAIS-Rの注意/集中とWAIS-Ⅲのsymbol digitでは，ドネペジルを投与したすべての群で有意な改善が認められた．副作用については各群での有意差を認めなかった．次いで行われたオープン試験[10]でも，認知機能の動揺を含む認知機能の改善が認められ，観察期間52週間で効果が持続したことが報告されている．さらに，二重盲検無作為化プラセボ対照比較試験（PhaseⅢ）も多施設共同ですでに実施されており，その結果によってドネペジルがDLBに対して保険適応となることが期待されている．

　ガランタミンに関しては，二重盲検無作為化プラセボ対照比較試験は存在せ

ず，観察期間24週間のオープンラベル試験のみである[11]．DLB 50例にガランタミン8〜24 mgを投与し，認知機能は注意評価を目的としたCOGDRAS，ADAS-Cog，MMSEで評価された．結果は，COGDRASとMMSEでは有意な改善を認めず，ADAS-Cogスコアのみが有意な改善を示した．本邦では，オープンラベル試験を含めてガランタミンのDLBに対する試験は行われていない．

メマンチンについては，DLBに対して2つの二重盲検無作為化プラセボ対照比較試験がある．ChEIsを併用した検討[12]では，75例をメマンチン20 mgとプラセボ投与の2群に割付け，観察期間24週で認知機能の改善効果を評価した．その結果，a quick test of cognitive speedで有意な改善を認めた他は，MMSEを含めたすべての認知機能検査でプラセボ投与群との有意差が認められず，また副作用による脱落率についても差を認めなかった．ChEIsを併用しない検討[13]では，75例をメマンチン20 mgとプラセボ投与の2群に割付け，観察期間24週で評価がなされた．この検討では16種の認知機能検査が実施されたが，結果は一部の視覚認知機能（Benton face recognition test）および遂行機能（Stroop interference test-C）検査で改善を認めたのみで，ほとんどの認知機能検査で有意な改善は認められなかった．副作用については，傾眠，転倒，四肢疼痛などがみられた．

以上，これまでに存在する比較的エビデンスレベルの高い先行研究についての知見をまとめた．全体としては，DLBにおける認知機能障害そのものへの抗認知症薬の効果は限定的である．そのなかではChEIsにおいて認知機能の改善傾向が認められており，3種類のChEIsの比較でどの薬物がとくにすぐれているかは今のところ明らかでないが，ガランタミンと比較して，ドネペジルとリバスチグミンでよりエビデンスの高い試験結果が得られている．今後長期の観察期間をもうけた，より大規模な二重盲検無作為化プラセボ対照比較試験が施行されることが期待される．ChEIsの副作用については，嘔気，嘔吐，食思不振，傾眠などのコリン作動性の副作用が共通してみられるが，パーキンソニズムの増悪はほとんど認められていない．

現時点の実際的な抗認知症薬の使用方法としては，後述するBPSDへの改善効果や，臨床上の全般的な改善効果を期待して，これらの抗認知症薬の種類・用量を適宜選択することが望ましいと考えられる．

B BPSDに対する薬物療法

DLBは認知症疾患のうち最も高い頻度でBPSDを認める疾患であり，中核症状

VII. 治療

である幻視をはじめとして，その他の幻覚，誤認，不安，抑うつ，アパシー，妄想，睡眠障害などのBPSDが報告されている[1]．BPSDの出現頻度や重症度に関して，軽度の認知機能障害を有するDLBおよびAD例を比較した報告[14]によると，DLBはNPIの総得点がADよりも高い傾向がみられ，症状の数も多かった．同じ報告では，幻覚，アパシーの項目がDLBで有意に高かった．また，抑うつもADと比較して高い頻度で認められることが明らかにされている[15]．一方，臨床診断基準の示唆症状にあげられている抗精神病薬への過敏性は，DLBの約半数の症例で認められ[1]，薬剤性錐体外路症状や悪性症候群のリスクはADよりも高く，BPSDの加療目的に抗精神病薬を使用する際には十分な注意が必要である．

このように，DLBのBPSDの治療ではADと異なる治療方針を要するが，認知機能障害の薬物療法と同様，BPSDの薬物治療についてもエビデンスはいまだ不十分である．現時点ではChEIsがBPSDの第一選択薬であり[1]，ChEIsのみではBPSDの改善が十分でない場合，あるいは副作用などの理由で投与が困難な場合には，適宜，非定型抗精神病薬，漢方薬，抗うつ薬などを用いることになる．

以下に，BPSDの中でも，幻視，その他の幻覚，誤認，妄想など，いわゆる興奮性のBPSDの薬物療法について，薬物別に解説する．

1) 抗認知症薬の効果

前項で引用したランダム化二重盲検プラセボ比較試験やオープンラベル試験において，認知機能障害に加えてBPSDに対する抗認知症薬の効果が評価されている．各抗認知症薬により親和性や作用機序は異なるが，アセチルコリン，モノアミン類やグルタミン酸など複数の神経伝達物質への調節作用がBPSD改善に働くことが想定されている．

リバスチグミンについては，DLBに対する観察期間20週の二重盲検プラセボ対照比較試験[5]において，リバスチグミン投与群ではNPIサブスコアのうちNPI-4（アパシー，抑うつ，妄想，幻覚）の有意な改善が認められた．さらに長期投与においてもその効果が持続することが示された[6]．また，リバスチグミンはADでもDLBでもともにBPSDを改善するが，DLBでは幻視，不安，睡眠障害で改善効果が明らかであった[16]．

ドネペジルを用いたオープンラベル試験でもBPSDの改善効果がみられ，とくに幻視，妄想，アパシーに効果があったことが報告されている[7,8]．本邦でのドネペジルのランダム化二重盲検プラセボ比較試験[9]の結果では，5，10 mgドネペジ

ル投与群で上述のNPI-4および認知機能の動揺にも改善が認められた．この報告では，3 mg投与群において抑うつ，不機嫌，多幸，易刺激性が若干の増悪を示したが，焦燥，攻撃性は5, 10 mg投与群よりも大きな改善がみられた．さらに，長期投与においてもその効果が持続することが示された[10]．

ガランタミンについての観察期間24週のオープンラベル試験[11]では，NPI-12の総スコアの有意な改善，サブスコアについては幻覚，夜間行動の有意な改善が認められた．

DLBでは，ChEIsに対しても錐体外路症状や自律神経症状，精神症状の増悪などの過敏性が生じる例があるため，ADに比べてより少量の投与が考慮されることがあるが，このような例は少なく，通常はADと同様の投与方法で問題はないと考えられる．

メマンチンについては，前述した2つのランダム化二重盲検プラセボ比較試験[12,13]がある．ChEIsを併用した検討[12]では，全般的な臨床効果（CGIC），遂行機能，睡眠への効果と生活の質の向上が認められた．また，長期投与においては，メマンチン投与群でレム睡眠行動障害（RBD）が有意に改善されたことも報告されている[17]．ChEIsを併用しない検討[13]では，CGIC，NPI-12の改善を認め，NPI-12のサブ項目では妄想，幻覚，睡眠，夜間行動，食行動に関して改善が認められている．この2つの試験結果からは，DLBにおいてChEIsとメマンチンを併用すべきか，単剤使用が望ましいかについての結論は出せない．

いずれにしろ，抗認知症薬は認知機能障害と比較して，BPSDに対してより有意な改善効果が期待できるといえる．

2）非定型抗精神病薬の効果

DLBでは，臨床診断基準の示唆症状にあるように，抗精神病薬に対して過敏性を示し，少量でも過鎮静や嚥下障害，パーキンソニズムの急激な悪化をきたすことが知られており，通常は幻覚，妄想，誤認などいわゆる興奮性のBPSDに対して，錐体外路症状を起こしにくい非定型抗精神病薬が使用される．これらの薬剤はモノアミンを主体とする各種神経伝達物質受容体へアゴニストあるいはアンタゴニストとして作用し，BPSD改善に働くことが想定されている．

DLBのBPSDに対して，非定型抗精神病薬のうち，オランザピン（olanzapine），クエチアピン（quetiapine），リスペリドン（risperidone）の効果を検討したランダム化試験は3つ存在する[18-20]．観察期間10週間，重度認知機能障害のDLB 29

VII. 治療

例に対して，5・10・15 mg のオランザピンの効果を確認した検討[18]では，NPI サブ項目の妄想と幻覚，brief psychiatric rating scale（BPRS）の有意なスコアの改善を認めた．クエチアピンについては，観察期間 6 週間，DLB 23 例にクエチアピンを投与した結果，NPI，BPRS ともに有意な改善は認められなかったと報告されている[19]．一方，オープンラベル試験では，クエチアピンの平均投与量 69 mg で 90％の DLB 例で一定の効果が得られ，82％の例で 14 カ月間投与継続が可能であったとの報告がある[21]．AD 66 例，DLB 31 例に観察期間 12 週でリスペリドン，シタロプラム（citalopram）を投与して比較した報告では[20]，リスペリドンは 0.5 mg から投与開始され，最大 2 mg まで増量された．DLB 群では AD 群よりも中止例が多く，シタロプラム投与群は 71.4％，リスペリドン投与群では 64.7％が中止に至った（AD では平均 50％が中止）．プラセボの使用がないものの，二重盲検比較試験の手法で DLB の抗精神病薬への過感受性が示されたという意味で，この臨床試験は意義がある．また，アリピプラゾール（aripiprazole）によって PD の BPSD が有意な改善がみられたことが報告[22]され，最近では DLB に対しても使用されている．

　これらの非定型抗精神病薬の間で BPSD に対する効果の比較を行ったエビデンスレベルの高い報告はこれまでにない．DLB のガイドライン[1]では，錐体外路症状の悪化を招くことが少ないこともあり，クエチアピンの使用が推奨されている．臨床の現場で，ChEIs の投与では効果のなかった幻視や妄想に対して非定型抗精神病薬を使用する際に，リスペリドンでは少量で過鎮静をきたすものが，クエチアピンでは相当量の使用でも過鎮静や錐体外路症状の悪化をきたさないことが多い．いずれにしろ，非定型抗精神病薬は BPSD の治療に保険適応がないことや，2005 年のアメリカ食品医薬品局（FDA）から認知症高齢者に対する非定型抗精神病薬の投与が死亡のリスクを増加させるという勧告が出されていることなどを考慮すると，非定型抗精神病薬の使用にあたっては十分な注意が必要である．副作用に注意しながら少量から漸増投与することが原則で，BPSD が完全に改善していなくとも患者の不安が軽減し症状と距離がとれるようになれば，それ以上の増量は控えるべきである．また，多剤使用は単剤より死亡率を増加させるので避け，副作用が目立たなくとも症状がほぼ改善すれば漸減し，長期に漫然と投与せずに様子をみて中止することを考える．

3）漢方薬の効果

　DLBのBPSDに関する抑肝散（Yi-Gan San）の効果については，Iwasakiら[23]により本邦で最初に報告された．観察期間1カ月，DLB 16例に対して抑肝散5～7.5 gを投与した結果，NPIの総スコアは14例で低下を認め，焦燥・攻撃性，易刺激性，異常行動，睡眠と夜間行動障害の有意なスコアの低下に加え，妄想，幻覚の2項目で著明な低下が認められた．この結果をうけて，多施設共同で同観察期間，抑肝散7.5 gの投与によるオープンラベル試験[24]が実施され，DLB 63例に投与した結果，54例で有意なNPI総スコアの低下，サブ項目では妄想，幻覚，不機嫌，不安，易刺激性で有意な改善を認めた．副作用として低カリウム血症が4例で生じた．抑肝散の薬理作用機序として，グルタミン酸神経系への作用やセロトニン神経系への作用などによるBPSDへの改善効果が想定されている．虚弱，あるいは消化器官系の不良な高齢者に対しては，抑肝散陳皮半夏の使用も選択肢にあがっている[25]．いずれにしろ，長期投与で低カリウム血症による心不全や横紋筋融解症なども報告されており，注意深い血中モニタリングが必要である．

4）Ramelteonの可能性

　DLBの幻視の背景には特有の視覚認知障害の存在が推定されているが，一方，注意・覚醒度の変動やRBDと関連して出現する幻視もある．DLB 4例にラメルテオン（ramelteon）8 mgを投与した結果，各例ともに幻視の改善が認められ，観察期間8週間経過してもこの効果は持続した[26]．さらに，日中の過度の眠気，NPIサブ項目では不安，焦燥，攻撃性などが改善し，一方でパーキンソニズムの増悪は認めなかった．ラメルテオンはメラトニンアゴニストであり，脳内でメラトニンはアセチルコリン分泌の日内リズム調整に関与することがわかっている[27]．覚醒維持にはコリン性上行性網様体賦活経路が重要な役割を担っており，ラメルテオンがアセチルコリンをはじめとした覚醒・睡眠に関与する各種神経伝達物質への調整作用をもたらしたと考えられる．

5）レボドパの与える影響

　DLBに関して，レボドパ（levodopa）がBPSDに与える影響を検討したランダム化比較試験は存在しない．PDではレボドパの使用が睡眠障害や幻覚の増悪をもたらすことが報告されているが，DLBにおいては18例の検討で日中の眠気を含む睡眠の増悪はみられなかったが[28]，レボドパの増量を行った期間中に運動症

Ⅶ. 治療

状の改善を認めた 6 例中 2 例で幻覚, 妄想の増悪が認められたことが報告されている.

C 不安・抑うつに対する薬物療法

上述したように, AD に比較して DLB では抑うつの出現頻度が高く, 時に大うつ病エピソードを満たす症例も存在する. DLB の初期からみられる不安を伴う抑うつに対して, ベンゾジアゼピン系抗不安薬は意識レベルを下げ, 脱力をきたすことが多いので, 通常使用しない. 実際には不安, 抑うつともに抗うつ薬で対応することが多く, 三環系抗うつ薬, 選択的セロトニン再取り込み阻害薬 (SSRI), セロトニン・ノルアドレナリン再取り込み阻害薬 (SNRI), ドパミンアゴニストなどが用いられる. ただし, 三環系抗うつ薬は抗コリン作用からせん妄を誘発することがあり, 通常は用いない. DLB の臨床診断基準のガイドラインでは SSRI や SNRI の使用が推奨されている[1]が, 抗うつ薬の薬理学的特性によって DLB の抑うつへの効果に差があるかを検討したランダム化比較試験は存在しない.

一方, PD の抑うつについては, いくつかのランダム化試験が実施されている. デシプラミン (desipramine) およびシタロプラム (citalopram)[29], 次いでパロキセチン (paroxetine) およびノルトリプチリン (nortriptyline)[30]のランダム化二重盲検プラセボ対照比較試験において, 前者では観察期間 14 日時点でデシプラミンがシタロプラムに勝る抗うつ効果を示したが, 30 日間後には両者で有意差は認めなかったと報告されている. 後者ではノルトリプチリンが有効性を認めた一方で, パロキセチンには明らかな効果がなかったとしている. その後 SNRI であるベンラファキシン (venlafaxine) およびパロキセチンについてより多数例での二重盲検試験が報告[31]され, 両薬剤ともに 12 週の観察期間で抗うつ効果が認められ, 運動症状の増悪をきたさなかった. D2/D3 受容体アゴニストであるプラミペキソール (pramipexole) については, 近年の PD の非運動症状の治療についての系統レビュー[32]で抗うつ効果が示され, 臨床上の有用性が最も高いとされている.

これらの抗うつ薬は本邦では発売されていないものが多く, 臨床現場では本邦で発売されている SSRI や SNRI について, 大うつ病に対してより少量の投与にとどめておくようにし, 症状の改善後も漫然と投与することは好ましくない.

抑うつに対して薬物療法が奏効しない際には, 修正型通電療法 (modified electroconvulsive therapy: mECT) の適応も考慮するが[33], DLB ではせん妄の発現率が他の認知症疾患と比較して高いことに留意する必要がある.

最後に，DLB の抑うつは抑うつ気分より意欲低下が前景に立つことがしばしばあり，アパシーと混同されやすい．アパシーに対しては，SSRI や SNRI などの抗うつ薬は効果がなく，ChEIs が有効とされている．

D 睡眠障害に対する薬物療法

　PD と同様，DLB でも日中の過度の眠気（excessive daytime sleepiness：EDS）が介護上の負担となることがしばしばある．周期性四肢運動障害を伴わない例であればカフェイン含有飲料を朝または昼までに摂取することが一助となる．薬物療法としては，メチルフェニデート（methylphenidate），デキストロアンフェタミン（dextroamphetamine）を欧米の報告では推奨しているが，依存による乱用の恐れがあることから本邦での処方は現実的でない．モダフィニール（modafinil）はナルコレプシーや閉塞性睡眠時無呼吸症候群に保険適応を有するため，PD には適応外使用となるが，欧米で実施されたランダム化比較対照試験ではその有効性が確認されており[34]，DLB についても有効性が期待できる薬剤である．Kuntz ら[35]は，DLB 20 例のオープン試験でモダフィニールの光学異性体であるアルモダフィニール（armodafinil）を投与した結果，90％の例で EDS の臨床的改善が認められたことを報告している．

　RBD の薬物療法については，欧米ではメラトニン（melatonin）が使用され，PD において睡眠の質を改善することも報告されており，RBD の第一選択薬となる[32]．本邦でメラトニンは処方薬の認可がないため，より半減期の長いアゴニストであるラメルテオンが RBD や EDS の治療に用いられる[26,36]．第二選択薬としてはベンゾジアゼピン系抗てんかん薬であるクロナゼパム（clonazepam）を少量投与するが[1]，DLB では脱力をきたすことが多く，睡眠時無呼吸症候群を合併している例では無呼吸の増悪を生じることもあり，注意が必要である．なお，PD において，クロナゼパムやメラトニンに反応しない治療抵抗性の RBD を有する例に対して，リバスチグミンが有効であったことが報告されており，DLB でも ChEIs の効果が報告されている[37]．また，少量のレボドパ/カルビドパ合剤の使用が有効である例もある．

　レストレスレッグ症候群・周期性四肢運動障害の治療についてはレボドパ/カルビドパ合剤の少量使用，後者についてはガバペンチン（gabapentine）の使用も考慮される．

Ⅶ. 治療

E パーキンソニズムに対する薬物療法

DLBにおけるパーキンソニズムの特徴について，Burnら[38]は，運動症状のサブタイプを姿勢反射障害に伴う歩行障害と，振戦が優位である2群に分類し，さらにUPDRS運動スコアの6つのドメインをドパミン系運動症状（表情，振戦，固縮，寡動）と非ドパミン系運動症状（構音，失行）に大別したうえで，DLBをPD，PDDと比較するcross sectional studyを行った．その結果，DLBおよびPDD群では歩行障害群の割合がPD群に比べて有意に多く，またUPDRSのサブスコアについては，非ドパミン系運動症状スコアがPDD，DLB，PD群の順に高い得点を示していた．このことから，DLBの運動症状としてより問題となるのは，姿勢反射障害に伴う歩行障害や構音障害であると考えられる．

DLBのパーキンソニズムの治療に関して，レボドパの二重盲検無作為化プラセボ対照比較試験は存在せず，既報告はオープンラベル試験のみである．本項では抗認知症薬のパーキンソニズムへの影響について触れ，レボドパの効果についてはMolloyとGoldmanによる2つのオープンラベル試験について述べる．

1）抗認知症薬のパーキンソニズムへの影響

抗認知症薬がパーキンソニズムへ与える影響に関して，リバスチグミン[5]，ドネペジル[9]，メマンチン[12,13]について実施された二重盲検無作為化プラセボ対照比較試験の結果と，ガランタミンのオープンラベル試験[11]の結果からは，いずれもパーキンソニズム自体の有意な改善は認めないが，臨床上問題となる増悪も認めないことがほぼ共通した結果となっている．

2）レボドパの効果

DLBのパーキンソニズムに対しては，PDのパーキンソニズムに準じた薬物療法がなされ，レボドパの使用が推奨されている[1]．Molloyら[39]は，DLB 27例，PD 31例，PDD 33例に対してレボドパの効果と副作用について比較検討を行った．パーキンソニズムに対するレボドパのresponderの定義は，「20%を超えるUPDRS運動スコアの改善」とされた．この結果，DLB，PD，PDD群でUPDRSスコアは平均して13.8%，20.5%，23%の改善率であり，responderの割合はそれぞれ36%，57%，70%であった．逆にUPDRSスコアの改善が10%未満であるnon-responderの割合はDLB，PD，PDD群で29%，21%，10%で，DLB群でnon-responder群はresponder群よりも有意に年齢が高かった．また観察期間6

カ月でレボドパ継続の認容性に関しても検討され，DLBは概ね継続良好であったが，2例で精神症状の増悪（錯乱，幻覚）から2週間以内に中止，2例は消化器系副作用（嘔気，腹痛，鼓腸）で3カ月以内に中止となった．

Goldmanら[40]は，ドパミン系薬剤が与える精神症状への影響とパーキンソニズムの改善について，19例のDLBにおいて検討した．レボドパの評価は平均3.2カ月の観察期間で実施し，「UPDRS運動スコアの10%を超える改善」をresponderの定義とした．その結果，6例でパーキンソニズムの改善がみられたが，このうち2例では幻覚などの精神症状の増悪が認められた．

この2報によれば，パーキンソニズムに対してレボドパの有効性が認められる例はDLBの3割程度であり，PDに比較すると少ない．また，レボドパの効果はPDに比較するとより限定的で，効果も持続しにくいとされている[41]．さらに，DLBでもより年齢の低い例で効果が期待され，忍容性そのものは比較的良好であるものの，レボドパの増量により幻覚などBPSDの悪化やせん妄をきたしやすいとも報告されている．これらの知見から，DLBではPDと比較してもレボドパの少量から漸増し，パーキンソニズムによる機能障害を改善するのに必要最小量でとどめておくことが望ましいと考えられる．また，DLBの末期に四肢・体幹や頸部の筋固縮，嚥下障害が急速に進行することがあるが，この時期のレボドパの増量は効果がない．

DLBのパーキンソニズムに対しては，レボドパ/カルビドパ合剤，レボドパ/ベンセラジド合剤を含めたレボドパの単剤使用が多いが，PDと同様に各種のドパミン作動薬（dopamine agonists），アマンタジン（amantadine），セレギリン（selegiline），エンタカポン（entacapone）などもレボドパの補助として使用することがある．しかし，ドパミン作動薬やアマンタジンはレボドパ以上にBPSDの悪化やせん妄に注意が必要である．抗コリン薬はせん妄をきたすことが多いので，通常用いない．最近，PDに引き続いてDLBのパーキンソニズムに対してのゾニサミド（zonisamide）によるレボドパの補助効果が報告されている[42]．

F 自律神経症状に対する薬物療法

DLBでは，自律神経系にもレビー病理が及ぶことから，自律神経症状は患者および介護者にとってしばしば大きな問題となり，支持的所見にあげられている．本項では便秘，起立性低血圧，排尿障害，性機能障害の薬物療法について述べる．DLBに関する包括的な検討がないため，PDに関する報告を概説する．

Ⅶ. 治療

　便秘は自律神経症状のなかでも最も高い頻度で認められ，ほぼ必発である．PDではポリエチレングリコール（polyethilene glycol）[43]やプシリウム（psyllium）[44]が便秘の治療薬として信頼性が高く，よく用いられる．他にメチルセルロース（methylcellulose），ドクセート（docusate），酸化マグネシウム（magnesium hydroxide），ミゾプロストール（misoprostol）などの有効性が欧米で検討されている．本邦で最近処方可能となったルビプロストン（lubiprostone）も治療困難な症例では使用適応を考慮する．

　起立性低血圧は，PDでは病期の後半にパーキンソニズムに伴って明らかとなることが多いが，DLBでは初期や前駆状態で認められることもある．非特異的な脱力感や倦怠感，めまいなどの自覚症状で訴えられることがあり[45]，食事低血圧も生じやすいことから，分散して食事を摂る，低塩や高炭水化物の食事を避けるなどの食事療法，スクワット運動や脚のストレッチ運動などの運動療法を取り入れる．薬物療法としては，DLBの起立性低血圧に対する有用性についての系統的な報告はないが，PDでは降圧薬の使用の見直しを行ったうえで，フルドロコーチゾン（fludrocortisone）が第一選択薬となる[46]．また，ミドドリン（midodrine），アメジニウム（amezinium），さらにドロキシドパ（doroxidopa）などを症状に応じて用いる．

　排尿障害には頻尿や失禁がしばしば認められ，トロスピウム（trospium）やオキシブチニン（oxybutynin）が排尿筋障害の緩和治療に用いられる．尿閉に対してはベタネコールクロライド（bethanechol chloride），夜間頻尿が高度な例に対しては点鼻デスモプレッシン（desmopressin）が考慮される．

　PDの性機能障害に関して，シルデナフィル（sildenafil）が信頼性が高いが[47]，臨床場面では性機能障害の専門医にコンサルテーションをするのが現実的である．

　以上，DLBの各臨床症状に対する薬物療法について述べてきたが，DLBの薬物療法では，多様な臨床症状に対して，各々の標的症状の改善を目的として，症状の出現順序と程度に応じた薬物療法を選択することになる（表1）．しかし，1つの症状を改善させる薬物が他の症状を増悪させることがしばしばみられるので，患者ごとに治療の主要な標的とすべき臨床症状を見定め，治療の副作用には十分留意する必要がある[2]．例えば，BPSDを標的とする非定型抗精神病薬がパーキンソニズムを悪化させたり，逆にレボドパがBPSDを悪化させることは，臨床薬理学的に予想されることである．認知機能障害とBPSDの両者を標的とし，

2. 薬物療法

表1● レビー小体型認知症の薬物療法（文献2より改変）

1. 認知機能障害：ChEIs（ドネペジルなど）
2. 行動・心理症状（BPSD）
    a．ChEIs
    b．非定型抗精神病薬（クエチアピン，リスペリドンなど）
    c．漢方薬（抑肝散）
3. 不安・抑うつ：ChEIs，抗うつ薬（SSRI，SNRIなど）
4. レム睡眠行動障害（RBD）：クロナゼパム，ChEIs，ラメルテオン
5. パーキンソニズム：レボドパ，ドパミン作動薬

ChEIs：コリンエステラーゼ阻害薬
BPSD：認知症に伴う行動・心理症状
SSRI：選択的セロトニン再取り込み阻害薬
SNRI：セロトニン・ノルアドレナリン再取り込み阻害薬
RBD：レム睡眠行動障害

DLBの薬物療法の第一選択役とされるChEIsであっても，DLBでは単剤または非定型抗精神病薬との併用で，BPSDやパーキンソニズムを悪化させることがある．臨床の現場では，互いの症状を悪化させないように注意しながら，ChEIs，非定型抗精神病薬，レボドパを併用して用いることが多い．最近では，非定型抗精神病薬の代わりに抑肝散を使用することもある．

文献

1) McKeith IG, Dickson DW, Lowe J, et al. Diagnosis and management of dementia with Lewy bodies: third report of the DLB Consortium. Neurology. 2005; 65: 1863-72.
2) 井関栄三. レビー小体型認知症の薬物療法. 医学のあゆみ. 2011; 236: 987-91.
3) Tiraboschi P, Hansen LA, Alford M, et al. Cholinergic dysfunction in dementia with Lewy bodies. Neurology. 2000; 54: 407-11.
4) Rolinski M, Fox C, Maidment I, et al. Cholinesterase inhibitors for dementia with Lewy bodies, Parkinson's disease dementia and cognitive impairment in Parkinson's disease. Cochrane Database Syst Rev. 2012; doi: 10.1002/14651858.
5) McKeith IG, Del Ser T, PierFranco S, et al. Efficacy of rivastigmine in dementia with Lewy bodies: a randomized, double-blind, placebo-controlled international study. Lancet. 2000; 356: 2031-6.
6) Grace J, Daniel S, Stevens T, et al. Long-term use of rivastigmine in patients with dementia with Lewy bodies: an open-label trial. Int Psychogeriatr. 2001; 13: 199-205.
7) Samuel W, Caligiuri M, Galasko D, et al. Better cognitive and psychopathologic response to donepezil in patients prospectively diagnosed as dementia with Lewy bodies: a preliminary study. J Geriatr Psychiatry. 2000; 15: 794-802.
8) Mori S, Mori E, Iseki E, et al. Efficacy and safety of donepezil in patients with dementia with Lewy bodies: preliminary findings from an open-label study. Psy-

Ⅶ. 治療

chiatry Clin Neurosci. 2006; 60: 190-5.
9) Mori E, Ikeda M, Kosaka K, et al. Donepezil for dementia with Lewy bodies: a randomized, placebo-controlled trial. Ann Neurol. 2012; 72: 41-52.
10) Ikeda M, Mori E, Kosaka K, et al; Donepezil-DLB Study Investigators. Long-term safety and efficacy of donepezil in patients with dementia with Lewy bodies: results from a 52-week, open-label, multicenter extension study. Dement Geriatr Cog Disord. 2013; 36: 229-41.
11) Edwards K, Royall D, Hershey L, et al. Efficacy and safety of galantamine in patients with dementia with Lewy bodies: a 24-week open-label study. Dement Geriatr Cogn Disord. 2007; 23: 401-5.
12) Aarsland D, Ballard C, Walker Z, et al. Memantine in patients with Parkinson's disease dementia or dementia with Lewy bodies: a double-blind, placebo-controlled, multicentre trial. Lancet Neurol. 2009; 8: 613-8.
13) Emre M, Tsolaki M, Bonuccelli, U, et al. Memantine for patients with Parkinson's disease dementia or dementia with Lewy bodies: a randomised, double-blind, placebo-controlled trial. Lancet Neurol. 2010; 9: 969-77.
14) Bjoerke-Bertheussen J, Ehrt U, Rongve A, et al. Neuropsychiatric symptoms in mild dementia with Lewy bodies and Alzheimer's disease. Dement Geriatr Cogn Disord. 2012; 34: 1-6.
15) Klataka LA, Louis ED, Schiffer RB. Psychiatric features in diffuse Lewy body disease. Neurology. 1996; 47: 1148-52.
16) Rozzini L, Chilovi BV, Bertoletti E, et al. Cognitive and psychopathologic response to rivastigmine in dementia with Lewy bodies compared to Alzheimer's disease.: a case control study. Am J Alzheimer's Dis Other Dement. 2007; 22: 42-7.
17) Larsson V, Aarsland D, Ballard C, et al. The effect of memantine on sleep behaviour in dementia with Lewy bodies and Parkinson's disease dementia. Int J Geriatr Psychiatry. 2010; 10: 1030-8.
18) Cummings JL, Street J, Masterman D, et al. Efficacy of olanzapine in the treatment of psychosis in dementia with Lewy bodies. Dement Geriatr Cogn Disord. 2002; 3: 67-73.
19) Kurlan R, Cummings J, Raman R, et al. Quetiapine for agitation or psychosis in patients with dementia and parkinsonism. Neurology. 2007; 68: 1356-63.
20) Culo S, Mulsant BH, Rosen J, et al. Treating neuropsychiatric symptoms in dementia with Lewy bodies: a randomized controlled-trial. Alzheimer Dis Assoc Disord. 2010; doi: 10.1097/WAD. 0b013e3181e6a4d7.
21) Fernandez HH, Trieschmann ME, Burke MA, et al. Quetiapine for psyshosis in Parkinson's disease versus dementia with Lewy bodies. J Clin Psychiatry. 2002; 63: 513-5.
22) Friedman JH, Berman, RM, Goets CG, et al. Open-label flexible-dose pilot study to evaluate the safety and tolerability of aripiprazole in patients with psychosis associated with Parkinson's disease. Mov Disord. 2006; 21: 2078-81.
23) Iwasaki K, Maruyama M, Tomita N, et al. Effects of the traditional Chinese herbal medicine Yi-Gan San for cholinesterase inhibitor-resistant visual hallucinations and neuropsychiatric symptoms in patients with dementia with Lewy bodies. J Clin Psychiatry. 2005; 66: 1612-3.
24) Iwasaki K, Kosaka K, Mori H, et al. Open label trial to evaluate the efficacy and

safety of Yokukansan, a traditional Asian medicine, in dementia with Lewy bodies. J Am Geriatr Soc. 2011; 59: 936-8.
25) 小阪憲司. レビー小体型認知症と漢方. 老年精神医学雑誌. 2011; 22: 544-50.
26) Kasanuki K, Iseki E, Nishida Y, et al. Effectiveness of ramelteon for treatment of visual hallucination in dementia with Lewy bodies: a report of 4 cases. J Clin Psychopharmacol. 2012; 33: 581-3.
27) Pradol BM, Reiter RJ, Moral F. Perfusion of melatonin into the prefrontal cortex disrupts the circadian rhythm of acetylcholine but not or locomotor activity. J Pineal Res. 2003; 35: 283-7.
28) Molloy S, Minett T, O'Brien JT, et al. Levodopa use and sleep in patients with dementia with Lewy bodies. Mov Disord. 2009; 24: 609-12.
29) Devos D, Dujardin K, Poirot I, et al. Comparison of desipramine and citalopram treatments for depression in Parkinson's disease: a double-blind, randomized, placebo-controlled study. Mov Disord. 2008; 23: 850-7.
30) Menza M, Dobkin RD, Marin H, et al. A controlled trial of antidepressants in patients with Parkinson disease and depression. Neurology. 2009; 72: 886-92.
31) Richard IH, McDermott MP, Kurlan R, et al. A randomized, double-blind, placebo-controlled trial of antidepressants in Parkinson disease. Neurology. 2012; 78: 1229-36.
32) Seppi K, Weintraub D, Coelho M, et al. The movement disorder society evidence-baced medicine review update: Treatment for the non-motor symptoms of Parkinson's disease. Mov Disord. 2011; 26: S42-80.
33) 笠貫浩史, 井関栄三. 気分障害の治療ガイドライン, 身体疾患と抑うつ, パーキンソン病とレビー小体型認知症. 精神科治療学. 2012; 27: 223-8.
34) Hogl B, Saletu M, Brandauer E, et al. Modafinil for the treatment of daytime sleepiness in Parkinson's disease: a double-blind, randomized, crossover, placebo-controlled poly-graphic trial. Sleep. 2002; 25: 905-9.
35) Kuntz K, Boeve B, Drubach D, et al. Safety, tolerability, and efficacy of armodafinil therapy for hypersomnia associated with dementia with Lewy bodies. Neurology. 2012; 78 (Meeting Abstract 1): P04.192.
36) Srinivasan V, Cardinali DP, Srinivasan US, et al. Therapeutic potential of melatonin and its analogs in Parkinson's disease: focus on sleep and neuroprotection. Ther Adv Neurol Disord. 2011; 4: 297-317.
37) Boeve BF, Silber MH, Ferman TJ, et al. REM sleep behavior disorder in Parkinson's disease and dementia with Lewy bodies. J Geriatr Psychiateru Neurol. 2004; 17: 146-57.
38) Burn DJ, McKeith IG. Current treatment of dementia with Lewy bodies and dementia associated with Parkinson's disease. Mov Disord. 2003; 18: S72-9.
39) Molloy S, McKeith IG, O'Brien JT, et al. The role of levodopa in the management of dementia with Lewy bodies. J Neurol Neurosurg Psychiatry. 2005; 76: 1200-3.
40) Goldman JG, Goetz CG, Brandabur M, et al. Effects of dopaminergic medications on psychosis and motor function in dementia with Lewy bodies. Mov Disord. 2008; 23: 2248-50.
41) Bonelli SB, Ransmayr G, Steffelbauer M, et al. L-Dopa responsiveness in dementia with Lewy bodies, Parkinson's disease with and without dementia. Neurology. 2004; 63: 376-8.

Ⅶ. 治療

42) Odawara T, Shiozaki K, Togo T, et al. Administration of zonisamide in three cases of dementia with Lewy bodies. Psychiatry Clin Neurosci. 2010; 64: 327-9.
43) Ashraf W, Pfeiffer RF, Park F, et al. Constipation in Parkinson's disease: objective assessment and response to psyllium. Mov Disord. 1997; 12: 946-51.
44) Zangaglia R, Martignoni E, Glorioso M, et al. Macrogol for the treatment of constipation in Parkinson's disease. A randomized placebo-controlled study. Mov Disord. 2007; 22: 1239-44.
45) Boot P, McDade EM, McGinnis SM, et al. Treatment of dementia with Lewy bodies. Curr Treat Options Neurol. 2013; 15: 738-64.
46) Schoffer KL, Henderson RD, O'Maley K, et al. Nonpharmacological treatment, fludrocortisone, and domperidone for orthostatic hypotension in Parkinson's disease. Mov Disord. 2007; 22: 1543-9.
47) Hussain IF, Brady CM, Swinn MJ, et al. Treatment of erectile dysfunction with sildenafil citrate (Viagra) in parkinsonism due to Parkinson's disease or multiple system atrophy with observations on orthostatic hypotension. J Neurol Neurosurg Psychiatry. 2001; 71: 371-4.

〈笠貫浩史,井関栄三〉

VII. 治療

3. 非薬物療法・ケア

　近年,薬物療法と併せて認知症患者とその家族介護者への非薬物療法・ケアの重要性が認識されてきており,さまざまな心理・社会的介入が実施されている[1].非薬物療法の効果に関しては,エビデンスが不十分であるとの指摘はあるが[2],認知機能の維持に加え,患者や家族介護者のストレス緩和やquality of life（QOL）の向上,認知症の行動・心理症状（behavioral and psychological symptoms of dementia: BPSD）の軽減および予防,患者の自尊心の維持などに効果があることが知られている.特にレビー小体型認知症（DLB）は認知症の中でも最もBPSDを呈しやすいことが知られており,抗精神病薬に対する過敏性もあることから,非薬物療法が特に有用であると考えられる.

　本章では,認知症全般に対する代表的な非薬物療法・ケアとDLBの中核症状である幻視,認知機能の動揺,パーキンソニズムに対する非薬物療法・ケアについて述べる.

A 認知症全般に対する非薬物療法・ケア

1) 回想法

　高齢期には,これまでの仕事から退職する,家族の中での立場が変わるなど,自身が長年担ってきた役割の方向転換を迫られたり,身体的あるいは認知的な制限のためにこれまでできていたことが困難になるなど,葛藤的な状況に導かれることが多く[3],抑うつやQOLの低下につながることも少なくない.アメリカのロバート・バトラーは,高齢者の回想に心理的な意義を見出し,高齢者のこれまでの人生の意味やアイデンティティを再認識するための行為として回想法を提唱した.バトラーは,抑うつのある高齢者を対象に回想法を提唱したが,現在では認知症高齢者への適用も多く,最も頻繁に用いられる非薬物療法の1つである[4].

VII. 治療

アルツハイマー型認知症（AD）やDLBなどの認知症高齢者は，数日前や数時間前のエピソードを思い出すことが困難でも，数十年前の思い出は鮮明に覚えていることが多い．回想法は，そのような高齢者の特徴を生かした手法である．

回想法では，テーマに合わせて参加者が自由に語り合う．テーマは参加者が子どもの頃に遊んでいた遊びや季節行事，昔の生活習慣など，参加者が興味をもつテーマを選択することが一般的である．回想法は，個人と集団のどちらの方法で行うことも可能であるが，認知症高齢者を対象とする場合には，集団であれば高齢者同士のコミュニケーションが促進され，比較的認知機能障害が進行した高齢者でも参加しやすいという利点がある．継続して同じ場所，同じメンバーで行うことで，最初の頃の緊張が徐々に解け，参加者が安心して語り合える雰囲気ができるという考えもあるが[5]，メンバーを固定せず，その時の患者の身体的・精神的状態によって希望者のみ参加することもある．特にDLB患者の場合，認知機能の動揺のために，時には認知機能が低下した状態で参加することがある．その場合には，能動的な参加や発言を求めず，聞き役として参加してもらったり参加を控えるなど，柔軟な対応が望ましい．

回想法の評価方法はさまざまであり，回想法の目的によって評価基準が異なる．一般的には，認知機能やQOLの評価，観察法による回想法実施前後での相違の検討が多い．集団で実施された回想法の効果として，社会的交流の増加，語彙数の増加，他者への関心の高まりなどが報告されている[6]．DLBは認知症の中でもBPSDを呈しやすいが，BPSDの出現には患者の精神状態やアイデンティティの崩れが影響するという指摘がある[7]．そのため，回想法によって他者との交流やアイデンティティの再認識が促進されることで，抑うつやアパシーなどDLBのBPSDの予防や軽減が期待できると考えられる．

2）芸術療法

芸術療法は，芸術的活動を意図的に治療に利用するアプローチであり，認知症高齢者に対しても多様な芸術療法が実施されている[8]．ここでは，美術療法，コラージュ療法，音楽療法について述べる．

a）美術療法

美術療法は，絵画，工作，陶芸，彫刻，染色などの美術活動を利用して，認知症高齢者の精神活動の向上や維持に活用する方法である．美術療法の目的は，作品を美術的観点から評価することではなく，患者の表現力を促進することであ

り，特に絵画療法は，古くからあらゆる年代の人々を対象に心理査定や心理療法で利用されており，制作者の無意識の表現や感情のコントロールにも有効であるといわれている[9]．

　美術療法の効果については，美術療法開始前とその後1年ごとにフォローした研究によると，初期のAD患者では少しではあるがWAIS-Rの得点が向上していたとの報告がある[8]．また，参加者の他者とのコミュニケーションの増加や孤立感の軽減，受け身になることが多い高齢者が自らの判断で作品を作り上げることを通じて感情の表出や自尊心の向上につながるともいわれている[9]．

　DLBでは，パーキンソニズムが進行して手先の細かい作業が困難な場合や，DLBに特徴的な視覚認知障害を呈している場合には，美術療法が困難になることが多い．しかし，水彩画ならばリズムに合わせて単に筆を動かすだけ，粘土ならば粘土を叩いたりこねたりするだけでも，表現や感情の表出に有用であるといわれているため[9]，DLB患者の状態や興味に合わせて工夫することで効果が期待できると考えられる．

b）コラージュ療法

　コラージュ療法は，日本では1980年代末から普及し，幼児から高齢者まで幅広い年代の人々に実施される．コラージュとは，「切り貼り絵」のことであり，写真や絵を切り抜いて画用紙などの台紙に貼り付けて作品を完成させる[10]．高齢者に実施されるコラージュ療法には，大きく分けて「マガジン・ピクチャー・コラージュ法」と「コラージュ・ボックス法」がある．マガジン・ピクチャー・コラージュ法は，不要となった古雑誌やカタログ，広告などから作成者が好みの写真を切り抜く．コラージュ・ボックス法では作成者が写真を切り抜くことはせず，あらかじめスタッフが切り抜いて箱に入れておき，作成者はそこから好みの写真を選択して台紙に貼り付ける．認知症高齢者の認知機能や身体機能の程度によっては，患者に切り抜きを選んでもらい，台紙に張り付ける作業はスタッフの手伝いが必要な場合もある．心理査定の目的でコラージュ療法を実施する場合には，作品に関する連想を聞いたり解釈を加える場合もあるが，認知症高齢者を対象にする場合にはコラージュ制作を通して，参加者の表現力を促進したり，参加者同士やスタッフとのコミュニケーションの増進，手先を使うことによる生活機能回復訓練の一部として実施する場合が多い．写真を見ながら昔の思い出話が交わされることも少なくない．このようにして，認知症高齢者に対するコラージュ療法は，作品を作り上げる楽しさや達成感を味わうだけでなく，その過程においても回想

VII. 治療

によるアイデンティティの再確認や自尊心の再構成といった心理的効果，季節に合った写真を用意することで見当識の回復・維持などの認知機能への効果なども期待できる．視覚認知障害やパーキンソニズムのために細かい作業が困難な DLB 患者には，比較的単純な作業で作品を完成させることができるコラージュ療法，とくにはコラージュ・ボックス法が適していると考えられる．

c) 音楽療法

音楽療法は，音楽を用いて認知機能や身体機能の回復・保持・改善を目指した手法である．一般的には，高齢者に馴染みのある歌を集団で歌ったり，歌に合わせて簡単な楽器を演奏したり身体を動かすような活動が行われるが，認知機能や身体機能が比較的保たれている場合には，新しい歌や楽器演奏を学ぶこともある．音楽療法は，個人療法と集団療法があるが，認知症高齢者を対象に実施する場合には集団音楽療法が取り入れられることが多い[11]．各参加者に対して個別の目標を立てることもあるが，多くの場合，残存機能の活用や QOL の向上などを目的として実施される[11]．認知症高齢者に対する音楽療法の評価は，アドレナリンの上昇などの生理学的な効果，懐かしい歌や曲を聴き昔の思い出を回想することによるアイデンティティの再構成や意欲の回復といった心理学的な効果，集団の中で歌を歌うことで積極性や協調性が促進されるという社会的な効果，HDS-R や WAB 失語症検査でも有意な向上傾向といった認知機能への効果などが報告されている[12]．上記の効果に加え，DLB 患者にはパーキンソニズムがみられることが多いため，音楽療法で歌を歌うことで，喉や舌の筋肉を鍛えたり，発話の障害の予防・軽減など，リハビリテーションの効果も期待できると考えられる．

3) リアリティ・オリエンテーション

見当識障害は，ほとんどの AD 患者や DLB 患者に出現する認知機能障害である．しかし，時間や，場所，人物，季節，天候といった情報がわからないまま生活することは患者にとって不安であり，QOL の低下に結びつく．リアリティ・オリエンテーション（reality orientation：RO）は，障害された見当識を維持・向上させることにより，心理的な負担を軽減させ，QOL を向上させる介入方法である．RO は，1950 年代から広く用いられており，認知症の発症初期や軽度の認知機能障害を有する認知症高齢者にも予防的な効果があるといわれている[13]．

RO の手法には，教室型（クラスルーム）RO と 24 時間 RO の 2 種類がある．教室型 RO は，特定の時間と場所に参加者を集め，お互いの名前やその時の日時

などを繰り返し学習する方法である．見当識障害のために正しい情報がわからない患者や，間違った情報を答えそうな参加者には，介入者が適切なタイミングで正解を教えるなどの援助が必要になる．介入者が適切な援助を行わない場合には，参加者に劣等感や過度な心理的負担を与える恐れがあるため，注意が必要である．また，特にDLBを対象にした場合には，認知機能の動揺や精神運動速度の低下などを事前に評価することが重要である．

24時間ROは，認知症患者の日常生活の中で実施され，介護者や医療スタッフが認知症高齢者との日常的なコミュニケーションの中で，日時，今いる場所，天候，周囲で起こっている出来事などを繰り返し教示する．さらに，時計，カレンダー，写真，場所を示す標識といった物理的環境も利用して，見当識を強化していくアプローチである．たとえば，施設に入所する高齢者に対するよりよい環境づくりのための指針として「PEAP」が提案されている[14]．PEAPは8つの次元で構成されており，見当識への支援はその一つである．PEAPが提案する見当識への支援には，例えば，サインや絵などの目印を用いて居室やトイレなどの位置をわかりやすくする，カレンダーや時計を飾る，ユニットや廊下での居場所がわかるように目印や飾りを用いる，自分の部屋を識別しやすいようにカーテンや壁の色などに変化をつける，などが含まれている．これらの工夫は，施設利用者の見当識の強化に有効であると考えられるが，視覚的な情報の利用が比較的多いため，DLBに適用する場合には，幻視や錯視の誘発要因になる恐れもある．もし，これらの刺激がDLBの幻視を誘発するようであれば，過度な装飾品や目印の使用は避けるなどの注意が必要である．

ROの効果については，教室型ROと24時間ROのそれぞれ単独で実施された場合には，参加者の認知機能に明らかな変化はみられないが，両者を組み合わせることで，認知症高齢者の認知機能の改善，特に時間・場所の見当識，即時再生，文の復唱課題に有意な改善がみられたという報告がある[15,16]．

4）パーソンセンタードケア

パーソンセンタードケア（person centered care）は，イギリスのトム・キッドウッドによって提唱された，認知症ケアにおける基本的理念である．パーソンセンタードケアが提唱される以前，高齢者のケア施設や医療現場では，認知症高齢者を疾患という視点で捉え，業務中心のスケジュールに沿ったケアが行われる傾向があった[17]．1980年代後半から，それまでの認知症ケアの在り方を見直す動

きが始まり，新たな認知症ケアの手法が広がってきた．従来の医学モデルでは認知症の症状を「脳の器質的機能障害」としてのみ捉える傾向があるが，パーソンセンタードケアでは脳の器質的障害に加え，認知症高齢者の気質・能力・対処スタイルなどの性格傾向，生活歴，視覚や聴力を含む健康状態や感覚機能，そしてその人を取り囲む社会心理などの相互作用によって症状が生じるとしている[17]．パーソンセンタードケアでは，認知症高齢者のニーズと介護者のニーズの捉え方に解離が認められると，BPSD の出現につながる可能性があるとしている[18]．そのため，パーソンセンタードケアでは，BPSD が出現した際，単なる症状として捉えるのではなく，その人が今何を考え，どのように感じているかを推測し，その人の行動の心理的背景を理解しようと努力する[19]．そして，その人のニーズを満たしていくことで BPSD の緩和を目指す．例えば，認知症高齢者がすでに亡くなった配偶者が生きているかのような発言をした場合，単にその発言を正すのではなく，患者の喪失感や不安感に共感し，安心感を与えるように接することが重要である．

また，パーソンセンタードケアでは，認知症ケアの実践の評価やケアの質の向上を目的としたアセスメントツールとして，認知症ケアマッピング（dementia care mapping：DCM）が用いられる[20]．認知症ケアの質の評価は，一般的に認知機能や日常生活動作（activity of daily living：ADL）を評価対象とすることが多いが，パーソンセンタードケアでは，認知症の人の「良い状態」と「悪い状態」のサインを観察する．「良い状態」とは，例えば，ゆったりと落ち着いている，他人に何かをやってあげようとする，ユーモアがあるといった状態であり，「悪い状態」とは，強度の怒り，不安，恐怖を感じたり表現する，文化的に疎外されているなどの状態である[17]．鈴木ら[20]は，グループホームとデイサービスにおいて DCM を 1 年間継続して実施し，利用者の「良い状態」が有意に向上し，行動面でも表現活動や知的活動，身体活動の増加が認められたと報告している．

DLB 患者が幻視を呈する場合，パーソンセンタードケアの手法が特に有用であると考えられる．まず DLB 患者には幻視が現実に見えているということを，周囲の人々が理解し受け入れることが重要である．介護者が，DLB 患者の幻視の訴えに対して「そんなものはいない」と怒るような対応をすると，患者は疎外感や不安を抱き，「悪い状態」に陥る傾向が高いと考えられる．幻視の内容や幻視に対する DLB 患者の反応はさまざまであるため，後述する「幻視を呈する患者への対応」を参考にしながら，DLB 患者ひとりひとりに適合した対応をしていくこと

で，幻視の予防や軽減につながると考えられる．

5）運動療法・リハビリテーション

　運動は年齢を問わず，身体的・精神的な健康の維持のために重要であることが知られているが，高齢者に対しては，特に生活習慣病，認知症，うつ病の予防・軽減，QOLの向上などに有効である．生活習慣病は認知症の危険因子の1つであるため，適度な運動で生活習慣病を予防することは，認知症の予防にもつながると考えられる[21]．MCIや認知症高齢者に対する運動の効果を示す報告も多い．例えば，MCIを含めた主観的物忘れが認められる高齢者を対象にした研究では，1回50分の運動を週に3回行った場合，6カ月後には認知機能の改善が認められ，運動を中止してから18カ月後にもその効果は持続した[22]．また，中等度から重度の認知症患者に，1回45分の水中エクササイズを週2回，12週間継続して行うと，見当識などの認知機能の向上に加えて，BPSDの軽減，食欲や睡眠の改善が認められた[23]．運動には加齢に伴う脳の器質的な変化を抑制・改善する効果もあるとされている．特に有酸素運動は，前頭葉や海馬の萎縮の軽減に有効であるといわれており，その結果，遂行機能や記憶などの認知機能の改善が期待できる[24]．

　認知機能の向上だけでなく，転倒による骨折のリスクを下げることも，高齢者に対する運動の重要な効果の1つである．転倒予防を目的とした多くの運動プログラムは，バランス，耐久性，筋力，コーディネーション，そして柔軟性の向上を中心としている．パーキンソニズムを呈しやすいDLBでは転倒のリスクが高くなるため，パーキンソニズムの予防や改善のためにも，適度な運動は効果的であると考えられる．しかし同時に，パーキンソニズムのために筋力やバランスが低下していることに留意して，個人に適した内容で実施する必要がある．

　厚生労働省が2013年に発表した「身体活動基準2013」では，65歳以上の高齢者では洗濯，食事の支度，散歩，ストレッチなど運動量が比較的軽度なものを含めた身体活動を毎日40分行うという基準が定められている[25]．特に認知症高齢者に運動療法を行う際には，中長期的なアセスメントに基づいて，個人の状態や興味に合わせた運動の内容，強度，頻度を設定することが重要である．DLB患者に対しては，認知機能の動揺が認められることが多いため，日々のアセスメントに基づいて，その時の状態に合った身体活動を行う必要がある．また，運動を継続するためには，楽しく実施でき，日常生活に積極的に取り入れやすくすることが重要である．他者と一緒に運動を行うことで，運動を継続するモチベーションが

Ⅶ. 治療

高まると同時に社会的交流が促進され，DLBをはじめとした認知症高齢者にしばしばみられる抑うつやアパシーなどのBPSDの予防も期待できる．

B 家族への心理教育・介入

　家族介護者の精神的・身体的なストレスが，認知症高齢者のBPSDや精神状態に大きな影響を与えることは少なくない．特に認知症高齢者への介護は，健常高齢者への介護よりも介護者の抱える負担が大きいといわれている[26]．介護ストレスから家族介護者が認知症高齢者に冷たく接する，いらつく，怒るといった反応がみられることがあり，そのような介護者の態度が継続すると患者のBPSDの誘発や憎悪につながる可能性もある．また，家族介護者のうつ病の発症が年々増加しているとの報告がある[27]．介護がうまくいかない不安や，易怒性や抑うつなどのBPSDに対する精神的・体力的な負担，いつまで続くのだろうかという将来に対する不安などが介護うつの原因になりやすいと考えられている[26]．介護ストレスの程度は必ずしも認知症高齢者のBPSDの重症度に関連するわけではなく，介護者と患者の関係性，性別，ストレスに対する耐久性，介護者に対する周囲からのサポートなどによってその程度は異なる[27]．さらに，家族介護者が認知症や認知症ケアに対する正しい知識をもっていなかったり，間違った理解を抱いていると，専門家が認知症高齢者にケアを提供しようと試みても，家族が拒否するために介入が遅れるというケースも少なくない．例えば，DLB患者においては，記憶障害や見当識障害などの症状に比べ，幻視が認知症によって生じることは一般に知られていない[28]．そのため，家族介護者に対し，DLBという認知症の経過やBPSDについて早期から情報提供し，それぞれの家族に合った介護の方法をアドバイスすることで，介護者はある程度余裕をもって介護をすることができ，必要なときには専門家に相談するなど適切な対応が可能になると考えられる．家族介護者への心理教育は，介護者のストレス軽減に重要なだけでなく，認知症高齢者のBPSDや抑うつの緩和につながるとの報告もある[27]．また，ピアサポートや家族会などは，重篤な疾患や稀有な疾患によって生じがちな精神的負担の軽減に有効とされ[29]．近年，DLBでも患者やその家族が情報交換できるような家族会が組織されている[30,31]．家族介護者を対象にしたグループ療法を利用するなど，家族外からのサポートを得ることによって介護に関する悩みやストレスを軽減することも，家族介護者と患者との適切な関係を保ち，DLB患者のBPSDの予防や軽減につながる一助となると考えられる．

C DLB の中核症状に対する非薬物療法・ケア

　DLB は，前述のように BPSD が出現しやすい認知症であり，家族介護者の身体的・精神的負担につながりやすい．DLB の BPSD は，認知機能障害が軽度である初期から出現することが多く，患者本人にとっても精神的負担になりやすいと考えられる．ここでは，DLB の中核症状である幻視，認知機能の動揺，パーキンソニズムに対する心理・社会的介入について述べる．

1) 幻視
a) 幻視の特徴
　幻視は DLB で最も特徴的な症状であり，錯視，変形視など視覚認知障害に基づくその他の症状を伴うこともある．認知機能障害が軽度の段階から出現することが多いため，患者本人や家族介護者が恐怖を感じたり混乱することが多く，心理的ストレスの原因になりやすい．幻視が出現した場合の反応は人によってさまざまであり，幻視は見えるが無視する，居間に誰かが座っているので挨拶をしてお茶を出す，子どもがいるので「どこから来たの？」と話しかけるなど，幻視に対して比較的穏やかに反応する DLB 患者がいる一方，幻視を怖がる，被害的にとらえるといった不安・恐怖感を抱く患者が多い．例えば，知らない人が家にいて自分に危害を与えようと企んでいる，主人の布団の中に見知らぬ女性が寝ていて夫を寝取ろうとしているなど，幻視から妄想や行動化，抑うつに発展することも少なくなく，時には近所の人や警察を呼ぶなど，介護困難につながることもある．

　DLB の幻視には後頭葉の機能障害など脳の器質的障害とこれに基づく視覚認知障害が関連しているといわれているが，その機序は未だ明らかにはされていない．一方，DLB の幻視の出現頻度や内容に心理・社会的要因が関与していることも明らかにされている[32]．寝不足で疲労が蓄積したり極度の緊張を感じるイベントの後に幻視が現れやすい，一人きりで家で過ごしており不安や孤独感が強くなったときに幻視が現れやすいなどがある．例えば，DLB 患者が入院中に麻酔で両足が動かないことから，今後も両足が動かなくなるのではないかという強い不安を抱えていたところ，病室内に足のない人々の幻視が現れたという報告がある[32]．このように，DLB の幻視は患者の精神状態に影響されやすいため，心理・社会的介入によって幻視の出現頻度の減少や予防，内容の変化が期待できる．

Ⅶ. 治療

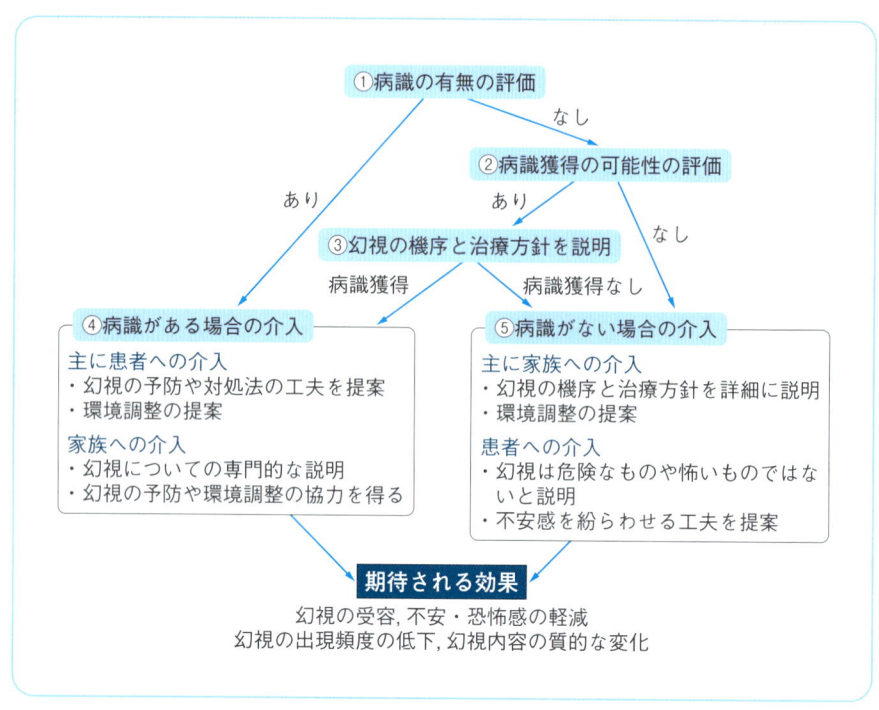

```
①病識の有無の評価
                    なし
              ②病識獲得の可能性の評価
   あり          あり                なし
         ③幻視の機序と治療方針を説明
            病識獲得      病識獲得なし

④病識がある場合の介入              ⑤病識がない場合の介入
主に患者への介入                  主に家族への介入
・幻視の予防や対処法の工夫を提案      ・幻視の機序と治療方針を詳細に説明
・環境調整の提案                  ・環境調整の提案

家族への介入                      患者への介入
・幻視についての専門的な説明         ・幻視は危険なものや怖いものではな
・幻視の予防や環境調整の協力を得る      いと説明
                               ・不安感を紛らわせる工夫を提案

              期待される効果
         幻視の受容,不安・恐怖感の軽減
       幻視の出現頻度の低下,幻視内容の質的な変化
```

図1● DLBの幻視に対する心理的介入方法（文献33から改変）

b）幻視を呈する患者への対応

　筆者らが行っているDLBの幻視に対する心理的介入のプロセスを図に示す（図1）．まず，患者の訴えを傾聴するとともに，患者が自分の症状を幻覚だと思っているかどうか（病識の有無）を評価する（図1-①）．病識がない患者に対しては，診察や認知機能検査の結果から患者の理解力を評価し，病識が獲得できる可能性を検討する（図1-②）．

　このうち病識獲得の可能性が見込まれた患者に対しては，疾患の特徴とともに幻視の機序や治療方針について説明し，病識獲得を促す（図1-③）．その結果，病識が獲得できた患者には，元々病識があった患者と同様に，病識がある場合の介入を行う（図1-④）．一方，病識獲得の可能性が見込まれなかった患者と，説明したものの病識が獲得できなかった患者には，病識がない場合の介入を行う（図1-⑤）．

　病識がある場合の介入として，患者本人に，幻視の予防や対処方法の工夫，予

防および軽減のための日々の過ごし方や環境調整を提案し，幻視が見えた場合には，近づいて実在するか確認するように伝える．また，家族への対応として，疾患と幻視についての専門的な説明を行い，患者が安心して生活できるための工夫や環境作りへの協力を促す．

　一方，病識がない場合の介入では，家族からの協力がより重要となる．疾患の特徴とともに幻視の機序や治療方針に関する説明は主に家族を対象に行い，その他にも環境調整や患者への接し方など，患者が安心して生活できるような工夫を提案する．患者への対応としては，幻視自体よりも付随する不安感や恐怖感などの軽減を目的に，幻視は実害を与えないので安全であると説明する他，不安感を紛らわせるために趣味などに取り組ませるといった工夫を提案する．

　病識の有無にかかわらず，生活環境の改善はDLBの幻視の予防や軽減に有効である．例えば，部屋の壁や椅子の背に洋服がかけてあると，そこに人が立っているように見えることがあるため，なるべく部屋の中には洋服などを掛けないようにする．床に置いてある買い物袋や鞄が小動物に見えることもあるので，それらを片づける．薄暗い部屋では幻視が出現しやすいことから，使用する部屋の電気は明るくしておくといった工夫が必要である[30,31]．また，身体的な疲労や生活リズムの乱れはBPSDを増悪させることがあるといわれており，就寝時間の乱れが続いたことがきっかけで幻視が出現したというDLB患者もいる[33]．そのため，日中の適度な身体活動と十分な睡眠を確保し，精神的・身体的なストレスの少ない生活を送ることは，DLBの幻視の予防・軽減に重要であると考えられる．

　認知症のBPSDへの介入の際には，介入対象となるBPSDがいつ，どこで，どのような場合に生じるのかを把握することが有効であるといわれている[7]．DLBの幻視に関しても，このような情報を得ておくことは，幻視の出現の予防に役立つと考えられる．例えば，一人きりでぼーっとしているときに幻視が出現しやすいと訴える患者は少なくない．そのようなときは，家族や家族以外の知人が患者と話をしに訪ねる，デイサービスで人と接する機会を増やす，趣味や簡単な手作業に取り組むといった工夫が役立つ．また，夕方の薄暗いところで幻視が出現しやすい場合には，部屋の電気をつけて明るくするなどの工夫が必要である．特定の場所，例えば冷蔵庫の表面など光沢のあるところに幻視が現れるという場合には，その表面に紙を貼って幻視の出現を妨げるという患者もいる．どのような幻視がいつどこで現れるのかは人によって様々である．そのため，専門家は幻視の対応について患者や家族と話し合い，その患者の生活状況や環境に合った工夫を

VII. 治療

一緒に考えていくことが重要である．

　上述の心理的介入を行う際には，いずれの場面においても，共感的・受容的な態度が重要であると考えられる[34]．幻視の出現には，不安感や恐怖感，孤独感などを伴うことが多いため，患者自身が幻視や付随する感情を素直に表現できることが重要であり，介入者の否定的・拒否的な態度は，患者がこれらを語る妨げになると考えられる．このような心理的介入によって，幻視の軽減・予防だけでなく，幻視に付随する不安感や恐怖感などの感情の軽減も見込まれる．不安感や恐怖感の軽減に伴い，幻視が完全に消失しなくても，見えるものが怖い人間から単なる小動物になるなど，幻視内容の質的な変化も期待できる．

2）パーキンソニズム

a）パーキンソニズムの特徴

　DLBはパーキンソン病（PD）とともにレビー小体病に包括される疾患であり，DLB患者がパーキンソニズムを呈することは多い．パーキンソニズムには，具体的には動きが遅い，すり足や小刻み歩行になる，表情が乏しい，筋肉・関節が固い，前かがみになる，転倒しやすい，嚥下や発話が困難になるなどが含まれる．日常生活で特に注意が必要であるのは転倒であり，パーキンソニズムによる歩行障害でつまずきやすくなり，バランスを崩した際にそのまま転倒して，大腿骨頸部骨折や頭部打撲などが生じやすくなる．さらに，嚥下障害が進行すると誤嚥や窒息につながることもあるため注意が必要である．嚥下障害は気がつかないうちに合併していることがあるため，日ごろから，座っているときによだれが出る，食べ物を飲み込みにくいと感じる，食事中や水分摂取中にむせる，といった症状があるかに注意する．

b）パーキンソニズムを有する患者への対応

　抗パーキンソン病薬などの薬物療法に加えて，体操や運動，リハビリテーションなどを行って，筋肉や関節の硬化予防や身体機能の維持を心がけることが重要である．パーキンソニズムの進行によって身体の動きがにぶくなってくると体操や運動が億劫になるため，パーキンソニズム発症の初期から運動を習慣化することが大切である．体力維持のためにはウォーキングや水中歩行といった有酸素運動，筋力や関節の柔軟性維持のためには身体のひねりやストレッチ，筋力維持のためには軽い筋力トレーニングなどが推奨されている[35]．また，嚥下障害や発話困難を予防するためには，顎や舌の運動や声のリハビリテーションが有効である

といわれている[36]．いずれも，医師や専門家との相談のもと，適切な方法および実施時間の範囲で行うことが重要である．

　また，室内の環境調整も大切である．つまずきや転倒防止のために，床に荷物をなるべくおかないようにする，滑りやすいスリッパの使用は避ける，移動の際は足元を明るくするといった工夫が考えられる．また，浴室にはゴム性のマットを敷く，浴槽の周りや廊下，階段には手すりをつける，段差をなるべくなくすなど，自宅をバリアフリーに改修して安全で動きやすい環境を整えることで，転倒防止に加えて自宅内で安心して歩くことができ，身体機能の維持につながる．

　日常生活上で患者および家族介護者が心がけるポイントもある．DLBでパーキンソニズムを呈すると，身体のバランスを崩しやすくなるため，椅子からの立ち上がりや階段の上り下りは特に注意が必要である．DLB患者はパーキンソニズムに加えて起立性低血圧によるめまいも転倒の原因になるため，寝床から起き上がるときにはすぐに立ち上がらずに，まずは布団の上で座ってゆっくり立ち上がり，室内を明るくしてから移動をする必要がある．また，DLB患者に声をかけるときには後ろからではなく前から声をかけたり，歩くときには家族が手をひくことで転倒を予防できる．患者の服装にも工夫が必要であり，ズボンの裾につまずかないように裾は短くしておく，細かい動きが困難になってくるため大きめのボタンやファスナーを使用した衣類を選ぶといったことが考えられる．また，嚥下障害による誤嚥や窒息を予防するために，一口で食べる食べ物の大きさを調整する，餅や硬い肉など喉の通過が悪い食べ物は極力避け柔らかい食べ物を食べる，水分でむせる場合はとろみをつける，背筋を伸ばして顎を引いた良い姿勢で食事をする，といった注意が必要である．

3）認知機能の動揺
a）認知機能の動揺の特徴

　注意や覚醒レベルの顕著な変動を伴う認知機能の動揺は，初期に目立つことが多い[37]．ADと比較して，DLBでみられる認知機能の動揺は，夜間に十分な睡眠を得ているにもかかわらず日中に眠気や傾眠がある，日中2時間以上睡眠をとる，長時間ぼーっとする，思考が混乱したり不明瞭になるといった特徴がある[38]．ADでもこれらの症状が時に認められることがあるが，DLBではこれらが同時期に複数現れる傾向がある[38]．DLBの認知機能の動揺によって注意・覚醒レベルも変動するといわれており，認知機能の動揺は臨床現場で確実に判断することが難

しいことから，家族介護者が注意深く患者を観察することが重要になる．

b）認知機能の動揺を有する患者への対応

　家族介護者は，DLB 患者の認知機能の動揺を注意深く観察し，その時の状態にあった対応をすることが重要である．認知機能の動揺があると日によってまたは1日の中で，テレビのリモコンの操作や料理などの遂行機能が低下したり，人物・時間・場所といった見当識が低下する．そのため，大切な用事がある時には注意・覚醒レベルが良好で，意識がはっきりしている時に伝えることが必要である．注意・覚醒レベルが保たれている時には，認知機能障害が軽度の患者には料理や洗濯などの家事をやってもらったり，買い物にいってもらうなど，できることをやらせるのもよい．自宅で何もせずにぼーっとしている時間が長いと認知機能の低下につながる恐れもあるため，折り紙，塗り絵，編み物や手芸など，患者が興味をもつ余暇活動に取り組むことも必要である．また，デイサービスや医療施設などで，軽い運動やレクリエーション活動などに参加する機会がある場合には，これらの活動に積極的に参加することで認知機能の維持や他者とのコミュニケーションの改善につながると考えられる．

文献
1) 深津　亮．認知症に対する非薬物療法―なぜ必要なのか．In：深津　亮，他編．くすりに頼らない認知症治療Ⅰ．1版．東京：ワールドプランニング；2009．p.3-11.
2) 斎藤正彦．認知症における非薬物用法研究の課題と展望．In：深津　亮，他編．くすりに頼らない認知症治療Ⅰ．1版．東京：ワールドプランニング；2009．p.12-22.
3) 下仲順子．老年期の発達と臨床援助．In：下山晴彦．教育心理学Ⅱ―発達と臨床援助の心理学．1版．東京：東京大学出版会；2010．p.313-37.
4) 奥村由美子．回想法．Modern Physician．2010；30：1165-8.
5) 松澤広和．回想法．In：深津　亮，他編．くすりに頼らない認知症治療Ⅰ．1版．東京：ワールドプランニング；2009．p.147-56.
6) 井関美咲，谷勝良子，上村直人．高齢者への非薬物療法：心理療法．臨床精神医学．2008；37：671-6.
7) 国際老年精神医学会．In：日本老年精神医学会，監訳．認知症の行動と心理症状BPSD．2版．東京：アルタ出版；2013.
8) 宇野正威，蜂谷和郎，鍋島次雄．美術療法．In：深津　亮，他編．くすりに頼らない認知症治療Ⅱ．1版．東京：ワールドプランニング；2009．p.40-50.
9) 宇野正威．芸術療法：美術療法と音楽療法．老年精神医学雑誌．2006；17：749-56.
10) 石崎淳一．コラージュ療法．In：下仲順子，編．高齢者の心理と臨床心理学．東京：培風館；2007．p.281-93.
11) 北本福美，佐々木和佳．音楽療法．In：深津　亮，他編．くすりに頼らない認知症治療Ⅱ．1版．東京：ワールドプランニング；2009．p.51-61.
12) 小林廣美，南　曜子．音楽療法．In：下仲順子，編．高齢者の心理と臨床心理学．1版．東京：培風館；2007．p.294-308.
13) 石崎淳一．リアリティ・オリエンテーション（RO）．In：下仲順子，編．高齢者の

3. 非薬物療法・ケア

心理と臨床心理学．東京：培風館；2007．p.271-80．
14) 児玉桂子，沼田恭子，下垣　光，他編．PEAPにもとづく認知症ケアのための施設環境づくりマニュアル．東京：中央法規出版；2010．
15) 若松直樹，三村　將．現実見当識訓練／リアリティ・オリエンテーショントレーニング．老年精神医学雑誌．2008；19：79-87．
16) 繁信和恵．見当識障害の評価とリハビリテーション．老年精神医学雑誌．2011；22：290-4．
17) 水野　裕．実践パーソン・センタード・ケア．1版．東京：ワールドプランニング；2008．
18) 鈴木みずえ．急性期医療における看護実践に活かすためのパーソン・センタード・ケアの理念と実践．看護．2012；64：60-3．
19) 内藤佳津雄．その人らしさを支える認知症ケア―パーソンセンタードケアの視点から．総合ケア．2007-8；17：12-6．
20) 鈴木みずえ，水野　裕，坂本涼子，他．パーソン・センタード・ケアを目指した認知症ケアマッピング（DCM）の発展的評価介入の有効性．日本認知症ケア学会誌．2011；10：356-68．
21) Fratiglioni L, Paillard-Borg S, Winblad B. An active and socially integrated lifestyle in late life might protect against dementia. Lancet Neurol. 2004；3：343-53.
22) Lautenschlager NT, Cox KL, Flicker L, et al. Effect of physical activity on cognitive function in older adults at risk for Alzheimer disease: a randomized trial. JAMA. 2008；300：1027-37.
23) Neville C, Henwood T, Beattie E, et al. Exploring the effect of aquatic exercise on behaviour and psychological well-being in people with moderate to severe dementia: A pilot study of the Watermemories Swimming Club. Australas J Ageing（2013）．
24) Zhao E, Tranovich MJ, Wright VJ. The role of mobility as a protective factor of cognitive functioning in aging adults: a review. Sports Health. 2014；6：63-9.
25) 厚生労働省．健康づくりのための身体活動基準2013．http://www.mhlw.go.jp/stf/houdou/2r9852000002xple.html
26) 高原　昭．認知症の人と暮らす人の"介護うつ"．老年社会科学．2013；34：516-21．
27) エドガー・ミラー，ロビン・モリス．In：佐藤眞一，訳．痴呆の心理学入門―痴呆性高齢者を理解するためのガイドブック．東京：中央法規；2001．
28) 村山憲男，井関栄三，太田一実，他．変性性認知症の一般的な知名度・理解度―大学生を対象にした調査．精神医学．2011；53：43-8．
29) 伊藤順一郎．家族教室・家族会．In：松下正明，編．臨床精神医学講座20　精神科リハビリテーション・地域精神医療．東京：中山書店；1999．p.248-58．
30) 小阪憲司．知っていますか？　レビー小体型認知症　よくわかる，病気のこと＆介護のこと．1版．東京：メディカ出版；2009．
31) 小阪憲司，羽田野政治．レビー小体型認知症の介護がわかるガイドブック　こうすればうまくいく，幻視・パーキンソン症状・生活障害のケア．1版．東京：メディカ出版；2010．
32) 太田一実，井関栄三，村山憲男，他．レビー小体型認知症の臨床症状出現に関連する心理社会的要因の検討―アルツハイマー型認知症との比較．老年精神医学雑誌．2012；23：457-65．
33) 太田一実，村山憲男，藤城弘樹，他．レビー小体型認知症患者の幻視に対する心理

VII. 治療

的介入の有用性—2症例での検討．精神医学．2011；53，9：845-53.
34) 小阪憲司，池田 学．レビー小体型認知症の臨床．1版．東京：医学書院；2010.
35) 小林庸子，矢島寛之，吉田みちる．パーキンソン病のリハビリテーション．In：村田美穂，編．やさしいパーキンソン病の自己管理．1版．東京：医薬ジャーナル社；2012. p.54-60.
36) 山永裕明，野尻晋一．図解 パーキンソン病の理解とリハビリテーション．東京：三輪書店；2010.
37) 井関栄三．レビー小体型認知症の精神症状・神経症状．精神医学．2007；49：691-7.
38) Ferman TJ, Smith GE, Boeve BF, et al. DLB fluctuations; Specific features that reliably differentiate DLB from AD and normal aging. Neurology. 2004; 62: 181-7.

（太田一実，井関栄三）

VIII. 病態・病理

　レビー小体型認知症（DLB）は，1995年の第1回国際ワークショップで提唱された比較的新しい臨床・病理学的疾患概念であり[1]，Kosakaらによるびまん性レビー小体病（DLBD）の臨床・病理学的研究報告に端を発している[2,3]．剖検例の病理学的検討では認知症疾患の約20％を占め，アルツハイマー型認知症（AD）に次いで頻度の高い変性性認知症である．DLBは，進行性の認知機能障害，特有の精神症状，パーキンソニズムを主症状とし，病理学的には大脳から脳幹に及ぶ中枢神経系と自律神経系の神経細胞脱落とレビー小体の出現を特徴としており，2005年の第3回国際ワークショップで改定された臨床・病理診断基準がDLBの診断に用いられている[4]．DLBでは，臨床症状と病理所見についての臨床・病理学的知見が集積され，レビー病理の病変分布および神経細胞脱落の程度と臨床症状との対応が明らかとなってきている．

　前述のように，最近改訂されたDSM-5ではNeurocognitive disorder with Lewy bodies（NCDLB）というカテゴリーが記載され，「with Lewy bodies」は背景の病理・病態を示しており，病理学的背景を意識した診断基準であるといえる．このカテゴリーは，認知機能障害の程度でMajorとmild（Mild）に分類され，認知症のみならず，前駆状態である軽度認知障害（MCI）も疾患概念に組み込まれている．DLBの初期では，認知機能障害が目立たず，精神症状が前景化し，認知症の基準に合致しない場合が多い．そのため，DLBの必須・中核症状の有無のみならず，病態を重視することで臨床像の多様性に対応できる可能性があり，早期診断に繋がると考えられる．このように，DLBの臨床経過，とくに前駆状態を明らかにする上で，病態と密接にかかわる病理学的理解は，今後の日常臨床において重要となってきている．

　本章では，DLBの病理学的特徴について概観し，次に臨床診断基準における各臨床症状について神経画像所見も含めて臨床・病理学的対応を詳述し，最後に臨床経過と脳内病理の進展様式について考察する．

Ⅷ. 病態・病理

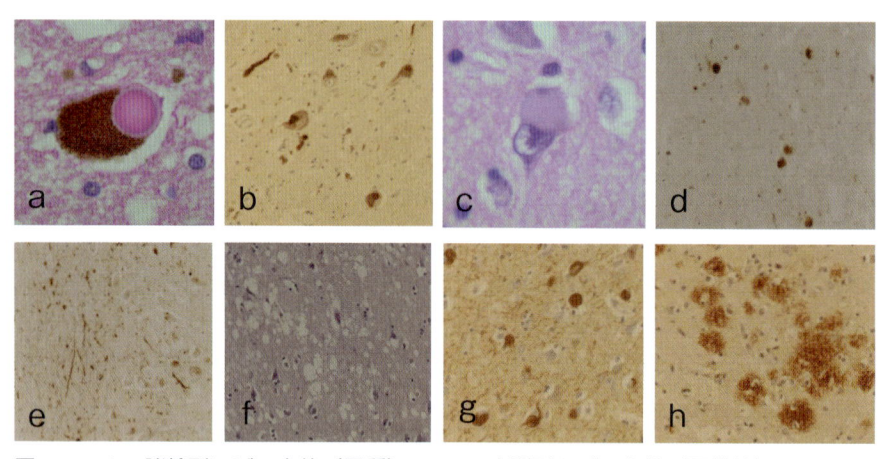

図1●a, b: 脳幹型レビー小体（黒質）. c, d: 皮質型レビー小体（扁桃核）.
　　　e: レビー神経突起（海馬 CA2-3）. f: 海綿状変化（経嗅内野皮質）.
　　　g: 神経原線維変化（嗅内野皮質）. h: びまん性老人斑（大脳皮質）.
a, c, f: HE 染色. b, d: α-シヌクレイン免疫染色. g: タウ免疫染色. h: アミロイドβ免疫染色

A DLB の病理学的特徴

　DLB に特徴的なレビー関連病理について，第1回国際ワークショップの記載[1]にそって解説する．

1) レビー小体

　脳幹型レビー小体は，メラニン含有神経細胞の脱落を認める黒質や青斑核，迷走神経背側核などの脳幹諸核，視床下部，マイネルト基底核などの間脳諸核に好発し，ハローを有しエオジン好性である（図1a）．これらは HE 染色でも確認できるが，レビー小体の主な構成成分がα-シヌクレイン蛋白であることが明らかにされ[5]，α-シヌクレイン免疫染色を用いるとより明瞭となる（図1b）．脳幹型レビー小体は脳幹や間脳以外に，脊髄中間質外側核，末梢交感神経節，内臓自律神経系，副腎髄質にも認められる[6]．Kosaka は，脳幹や間脳の脳幹型レビー小体に加えて，大脳皮質や扁桃核に多数のレビー小体が出現する症例をびまん性レビー小体病（DLBD）として最初に報告した[2,3]．これらの皮質型レビー小体は，脳幹型に比べると不正円形で小さく，ハローもはっきりしない（図1c）．皮質型レビー小体はα-シヌクレイン免疫染色で初めて明瞭となることが多く，大脳辺縁系（側頭葉内側部・帯状回・島回・扁桃核など）に好発し，その多くは皮質深

A DLB の病理学的特徴

層の小型ないし中型の錐体神経細胞に認められる（図1d）．皮質型レビー小体は，脳幹型レビー小体と同様に一定の過程を経て形成され，最終的に神経細胞死を生ずる[7]．電顕的には，脳幹型レビー小体と皮質型レビー小体のいずれも，α-シヌクレインよりなる径 7〜15 nm の中間径細線維（Lewy filaments）で形成されているが，前者は中心部に顆粒状・環状構造物が集積し，辺縁部に細線維が放射状に配列するのに対し，後者は全体に任意に配列する細線維構造よりなる．

2）レビー神経突起

　レビー小体の形成は軸策や樹状突起などの神経突起にも及び，レビー神経突起（Lewy neurite）とよばれている．これらは，HE 染色でも一部が同定可能であるが，α-シヌクレイン免疫染色を用いると，神経突起の異常が広範に生じていることが明らかとなる．最初に Dickson ら[8]により DLB の海馬 CA2-3 領域において指摘され，AD との鑑別に有用であると報告されたが，同様の神経突起は扁桃核や大脳皮質にも広範囲に広がることが明らかとなっている．海馬 CA2-3 領域では多数の α-シヌクレイン陽性神経突起が観察され（図1e），これらは嗅内野皮質（entorhinal cortex）に起始する貫通枝（perforant pathway）の遠位軸索（distal axon）と考えられている[9]．Saito ら[10]は，神経突起内の α-シヌクレインの異常蓄積を，形態学的所見から Lewy dot，Lewy thread，Lewy axon に分類している．

3）海綿状変化

　DLB の海馬傍回につながる経嗅内野皮質（transentorhinal cortex）のⅡ-Ⅲ層に海綿状変化が認められることは，Hansen ら[11]によって最初に報告された（図1f）．この海綿状変化は，扁桃核や大脳皮質にも広範囲に認められ，皮質Ⅲ層およびⅤ層の大型錐体細胞の反回（recurrent）および投射軸索（projecting axon）の末端の変性によると考えられている[12]．

4）アルツハイマー病理

　DLB の剖検脳では，ほとんどの症例において，様々な程度の AD 病理を伴う．Kosaka らは，AD 病理の有無によって DLB を純粋型，通常型に分類し[2,3]，後に Iseki ら[13,14]によって AD 型が追加された．DLB の多くは初老期から老年期に発症するが，レビー病理（レビー小体やレビー神経突起）の分布と合併する老人斑

VIII. 病態・病理

(senile plaque：SP) や神経原線維変化（neurofibrillary tangle：NFT）などのAD病理の分布により，複数の病理学的亜型に分けられ，各々異なる臨床像を示すことが示されている[13,14]．レビー病理とAD病理との直接的な関係の有無については，DLBにおけるレビー小体とNFTとの神経細胞内共存を示したIsekiら[15]の報告を含めて，数少ない．Dicksonら[16]は，DLB剖検脳37例の全例で新皮質にSP（アミロイド沈着）が認められた一方，6例のみで新皮質にNFTを認めたことを報告した．DLBにおけるNFTは分布が海馬や辺縁系に限られていることが多いが（図1g），SPは大脳皮質に広範にみられ，多くがdiffuse SP（図1h）かvery primitive SPであり，ADにみられるような神経突起変性を伴うtypical SPやprimitive SPではなく，SPの性状によってDLBかADかを区別できると述べている．しかしながら，DLBでもADの合併としてよいほどのtypical SPやprimitive SPが出現する症例も存在する．

B 各臨床症状の病理学的対応

DLBでは，上記のレビー関連病理とその他の病理学的所見が，症例によって脳内に様々な程度に認められる．その結果，脳幹諸核，視床下部，マイネルト基底核などの間脳諸核のみならず，大脳皮質や皮質下核にも病変が及び，神経細胞脱落とともに様々な神経伝達物質の障害が生じる．近年の神経画像の発展に伴い，生前の脳機能画像と各臨床症状の相関について知見が蓄積されている．このため，DLBの各臨床症状の病理学的対応について，臨床・病理学的知見のみならず，神経画像の知見を含めて解説する．

1）認知機能障害

マイネルト基底核はレビー小体の好発部位であり，大脳皮質の広範囲な領域にコリン作動性神経線維を投射し，認知機能に関与している．新皮質型DLBでは，ADと同等のマイネルト基底核の神経細胞脱落が認められ，大脳皮質におけるコリンアセチルトランスフェラーゼ（ChE）活性の低下はADよりも高度であることが報告されている．新皮質型のDLB症例における臨床・病理学的検討では，皮質型レビー小体の個数は認知機能障害の程度と相関することが報告されている．同様の検討は，PD症例において多数報告されており，皮質型レビー小体の個数やPD Braakステージと認知機能障害の程度が相関することが明らかとなっている．パーキンソン病（PD）症例では，認知機能障害の程度と最も相関を示す

B 各臨床症状の病理学的対応

のは，嗅内野と帯状回における Lewy body score であると報告するものや，海馬 CA2 におけるレビー関連神経突起の密度などが報告されている．このように，DLB では，様々な程度の AD 病理を伴い，認知機能障害の程度に影響を与える可能性があるが，レビー病理は DLB における認知機能障害の病理学的背景として重要である．DLB でも AD と同様に認知機能障害の主体は記憶障害であるが，記憶障害の背景にある海馬の perforant pathway の変性にレビー病理が関与することが明らかとなっている[9]．

2）認知機能の動揺

マイネルト基底核のコリン系神経細胞が注意機能と関連があることが知られている．病理学的に，DLB では AD に比較してコリン系神経細胞脱落の程度が目立つことから，注意や覚醒レベルの変動におけるコリン系神経の関与が示唆されている．側頭葉におけるニコチン受容体結合能が保持されている DLB 症例において，覚醒レベルの障害が認められると報告されている．また，DLB に対するコリンエステラーゼ阻害薬であるドネペジル（donepezil）のランダム化対照試験において，認知機能の動揺は薬物用量依存的に改善している．

3）幻視

FDG-PET 画像を用いた検討では，幻視を伴う DLB では伴わないものより後頭葉一次視覚野の糖代謝低下が強く，右側頭頭頂連合野は比較的糖代謝が保たれていることが報告されている．また，幻視を示す DLB では右後頭側頭接合部および上前頭回が強い糖代謝低下を示すことを指摘し，後頭葉視覚連合野が重要であるとする報告もある．

神経病理学的には，扁桃核は DLB の初期からレビー病理を認める部位であり，幻視を含めた視覚認知障害との関連が想定されている．視覚入力情報は網膜から視神経，外側膝状体から視放線を経て後頭葉一次視覚野に出力する第一次伝導路に加え，一部は後頭葉視覚連合野，視覚関連野である側頭葉下側頭回に出力する（第二次伝導路）．一次視覚野と視覚連合野は相互線維連絡を有しており，視覚連合野では立体視などより複雑な視覚情報処理に関連するとされる．下側頭回は扁桃核と相互線維連絡をし，扁桃核は認知・感情面から視覚情報を統制していると考えられる．前障は，種々の感覚・運動野と連絡し，特に視覚野との相互線維連絡が強い．こうした神経解剖学的な多様性を背景に，DLB における視覚認知障害

Ⅷ. 病態・病理

に関していくつかの神経病理学的報告がなされている．PDとDLB剖検例でレビー小体を定量評価し，幻視を伴う群では海馬傍回と下側頭回のレビー小体数が有意に多く，レビー病理が認知機能障害より幻視と関連性が強いことが示されている．また，DLB剖検例において，レビー病理を定量評価することで，視覚連合野では一次視覚野と比較して有意にレビー病理が強いこと，視覚連合野のレビー病理が視覚野-扁桃核路の変性に基づいて二次性に生じている可能性が示唆された[17]．同様の手法で前障におけるレビー病理も評価し，前障のレビー病理と視覚連合野，島回，海馬傍回のレビー病理に相関がみられたことから，傍辺縁系の統制を受けてDLBの視覚認知障害に関与している可能性が示されている[18]．神経生化学的検討との関連では，DLBでは黒質-扁桃核路の障害がドパミン分泌の異常を喚起し，視覚野-扁桃核路を介して視覚認知障害を惹起する可能性[19]や，DLBでは中脳脚橋被蓋核・外背側被蓋核のコリン性神経細胞脱落を認め，アセチルコリンが視床への投射を介することで，幻視の発現に関与することが考えられている．

4）パーキンソニズム

パーキンソニズムの4大徴候である振戦・固縮・寡動・姿勢反射障害の発現には，主に中脳黒質緻密部ドパミン（DA）神経の変性・脱落が関与している．黒質の変性部位では，神経細胞および突起内に異常凝集したα-シヌクレインを主要構成成分とするレビー小体あるいはレビー神経突起を認める．黒質DA神経はヒトにおいて約45万個存在するとされるが，運動症状の発現時には，細胞数で40〜60％減少し，線条体のDAは80％程度減少していることが知られている．DLB/PDDを含めたレビー小体病における生前のUnified Parkinson's Disease Rating Scale（UPDRS）運動スコアと黒質の神経細胞脱落の程度が相関することが報告されている[20]．つまり，認知症を伴うパーキンソン病（PDD）とDLBのどちらにおいても，パーキンソニズムの発現は黒質ドパミン神経細胞の脱落が進行して症状を呈する閾値に達したことを意味すると考えられる．PDDでは黒質ドパミン神経細胞の脱落がパーキンソニズムを呈する閾値に達した後に認知機能障害をきたすのに対し，DLBでは閾値に達する前に認知機能障害をきたすと考えられる．

5）レム睡眠行動障害

　レム睡眠行動障害（RBD）の神経基盤に関する知見は，ネコとラットを対象とした研究結果に基づいて推定されており，レム睡眠をコントロールする解剖学的部位は主に脳幹部と考えられている[21]．REM-off部位は，ventrolateral part of the periaqueductal gray matter（vlPAG）と lateral pontine tegmentum（LPT）から構成されている．一方，REM-on 部位は，precoeruleus（PC）と sublaterodorsal nucleus（SLD）とともに，ventrolateral preoptic nucleus（eVLPO），locus coeruleus（LC），laterodorsal tegmental nucleus（LDTN），predunculopontine nucleus（PPN），raphe nucleus（RN）が関与している．正常なレム睡眠では2つの運動システムがあると想定されており，1つは筋活動低下を引き起こすものであり，1つは自発運動の抑制である．これらは，medullary magnocellular reticular formation（MCRF）を経由して，脊髄前角の細胞活動を抑制することが知られている．これらの脳幹部のレム睡眠期の筋活動抑制機構が障害されることで，RBDが生じると想定されている．延髄から脳幹部を上行性にレビー病理が進展するPD Braak 仮説と，PD 症例の一群においてパーキンソニズムの発現前にRBD が先行する事実に整合性があることから，特発性RBD 患者がPDの前駆状態として注目されている．特発性RBD 患者の剖検例では，病理学的に脳幹にレビー病理を認め，レビー小体病の脳幹型に分類され，上記の仮説を支持している．

6）抗精神病薬に対する感受性の亢進

　抗精神病薬に対する感受性の亢進は，DLB の約半数に認められるが，その病態は不明である．DLB では，黒質からのドパミン神経の投射を密に受けている扁桃核中心亜核において，海綿状変性とともにスフェロイドを数多く認め，神経変性が比較的急速に生じたことを示唆しており，これらの所見は，PD 症例や AD 症例では目立たない．そのため，PD や AD に比較して，DLB では，黒質-扁桃核路の障害がドパミン分泌の異常や不安定を生じ，抗精神病薬に対する過敏性を惹起する可能性がある[19]．また，PD と比較した場合，DLB では被殻のドパミン D2 受容体が有意に低下していることが明らかとなっている．その結果，PD に比較して DLB では，レボドパ（levodopa）の効果が乏しいことや，抗精神病薬に対する過敏性を生じるのではないかと推測されている．

Ⅷ. 病態・病理

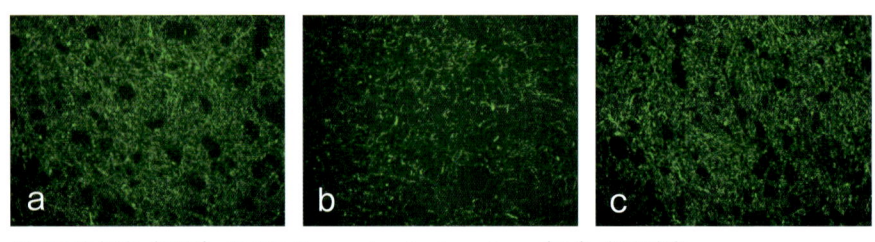

図2● 線条体（被殻）における tyrosine hydroxylase（TH）免疫染色
正常コントロールと AD では TH 陽性線維が豊富に認められるが（a, c），DLB では陽性線維が減少している（b）．
コントロール（a），DLB（b），AD（c），a, b, c：TH 免疫染色

7）基底核ドパミントランスポーター取り込みの低下

　DLB の黒質の変性部位では，神経細胞内にレビー小体を認め，神経細胞脱落を呈する．AD においても黒質神経細胞内に NFT を認めるものの，神経細胞脱落の程度は軽度である．黒質からドパミン神経の投射先である線条体（被殻）におけるドパミンの律速酵素である tyrosine hydroxylase（TH）免疫染色を用いた所見を示した（図2）．正常コントロール（図2a）に比較して，DLB においては TH 陽性の神経線維が疎らになっているのに対して（図2b），AD では豊富な神経線維を認める（図2c）．ドパミントランスポーター（dopamine transporter：DAT）は，黒質線条体ドパミン神経終末の細胞膜に発現し，シナプス間隙に放出されたドパミンの再取り込みを行う．基底核ドパミントランスポータースキャンは黒質線条体のドパミン含有神経変性を反映し，DLB の病態を反映していると考えられ，AD との鑑別診断に有用である．

8）自律神経障害

　DLB では，高頻度に様々な自律神経症状（便秘，起立性低血圧，発汗異常，排尿障害，インポテンスなど）が認められる．レビー病理は，DLB の中枢神経系のみならず末梢自律神経系にも広範に認められる．交感神経系では，胸髄中間質外側核，交感神経節にレビー小体が認められる．胸部および腹部内臓器の大部分に副交感神経系の節前線維を供給している迷走神経背側核は，PD Braak ステージⅠにおいてレビー病理が出現する部位である．さらに，仙髄副交感神経系，消化管神経叢や心臓神経叢においてもレビー小体が出現することが明らかになっている．これらの所見は，DLB の病初期から自律神経症状を認める事実と整合性があ

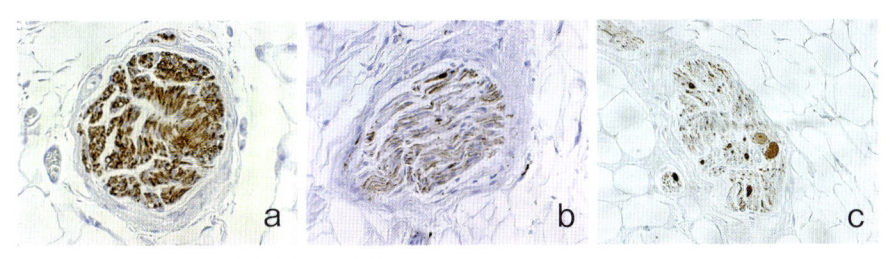

図3 ● 心臓交感神経における TH 免疫染色
DLB では TH 陽性線維はほとんど認められないが（b），α-シヌクレイン陽性神経突起が認められる（c）．
コントロール（a），DLB（b, c），a, b: TH 免疫染色，c: α-シヌクレイン免疫染色

ると考えられる．心臓交感神経におけるレビー病理を示す（図3）．正常コントロールでは，TH 免疫染色によって多数の陽性神経線維を認める（図3a）が，偶発的レビー小体を有する剖検例では陽性神経線維は少数であり（図3b），α-シヌクレイン陽性の神経突起を認める（図3c）．偶発的レビー小体を有する剖検例は，生前に認知機能障害やパーキンソニズムを認めない症例であることから，発症前に心臓交感神経障害を有していることが示唆される[22,23]．

末梢自律神経にレビー病理が認められることから，生検などによる病理診断の試みが報告されている．PD 患者の顎下腺を用いた検討では，19症例中17症例に α-シヌクレイン陽性構造物を認め，生前の病理診断の可能性について言及されている[24]．また，ドパミン補充療法開始前の初期 PD 症例において，大腸粘膜の生検組織を用いて，全例で α-シヌクレイン陽性神経線維を認めたことが報告されている[25]．

9）体系化された妄想

DLB では，物盗られ妄想，被害妄想，嫉妬妄想などさまざまな妄想が出現し，また，妄想性誤認症候群は DLB に親和性が高い症状であるが，妄想ではなくて誤認に分類すべきだという報告もある．臨床・病理学的縦断研究の結果，臨床経過中 DLB 群では60％に妄想，38％に妄想性誤認症候群を認めたのに対して，AD では30％に妄想，5％に妄想性誤認症候群を認めた．この結果は，AD 病理に比較して，レビー病理が妄想を発現しやすい病理学的背景であることを示唆している．FDG-PET 画像を用いた妄想の神経基盤に関する検討では，妄想を伴う DLB 患者群が，妄想を伴わない DLB 患者群に比較して，右前頭前野の有意な糖代謝

Ⅷ. 病態・病理

低下を示した．

10）抑うつ

　前駆状態も含めた DLB の臨床経過中，しばしば抑うつを呈することが明らかとなっている．臨床・病理学的縦断研究の結果，臨床経過中大うつ病を認めた割合は，DLB 群で 32.5% であったのに対して，AD 群で 12.5% であった．最近報告された臨床・病理学的研究では，生前に認知症を認めない 153 剖検例を対象として，老年期うつ病の病理学的背景について検討が行われた[26]．その結果，生前に診断された抑うつは，皮質下（青斑核と黒質）のレビー病理と相関していた．また，皮質下と皮質の血管病変や AD 病理との関連は認められなかったが，青斑核においてのみ NFT と相関傾向がみられた．この結果は，DLB における抑うつの病理学的背景を直接的に説明するものではないが，皮質下核のレビー病理が抑うつの病態に関与している可能性を示している．

11）CT/MRI 画像における比較的保持された側頭葉内側

　レビー小体病（DLB，PDD）と血管性認知症（VaD）から AD を鑑別する上で，内側側頭葉萎縮の評価が有効であることが臨床・病理学的に確認されている．頭部 MRI 画像と病理所見を比較した臨床・病理学的研究が報告されており，AD 11 症例，レビー小体病 23 症例（DLB 14，PDD 9），VaD 12 症例を対象とした研究では，内側側頭葉萎縮と NFT Braak ステージの相関を認めた．また，レビー小体病 23 症例のみを対象とした検討では，扁桃核におけるレビー病理が，同部位の萎縮の程度に逆相関することが示された．ここでは，海馬と嗅内野の体積は AD 病理ともレビー病理とも相関せず，他の神経病理学的要因が関与しているのではないかと推察されている．

12）SPECT/PET 画像での後頭葉の機能低下

　SPECT/PET 画像では，DLB に特徴的な後頭葉視覚野の血流および糖代謝低下をしばしば認める．FDG-PET 画像を用いて，DLB では AD に比較して後頭葉の糖代謝低下が鑑別診断に有用であることが報告されており，DLB では後部帯状回や側頭頭頂連合野の糖代謝低下と MMSE スコアが相関したのに対して後頭葉では相関性がなく，後頭葉の糖代謝低下が独立した病態を反映することを示している．

表1 ● DLB の病理学的亜型（文献 4 から作成）

レビー病理	脳幹部領域			前脳基底核/辺縁系領域				新皮質領域		
	Ⅸ-Ⅹ	青斑核	黒質	マイネルト基底核	扁桃核	経嗅内野	帯状回	側頭葉	前頭葉	頭頂葉
脳幹型	1-3	1-3	1-3	0-2	0-2	0-1	0-1	0	0	0
辺縁（移行）型	1-3	1-3	1-3	2-3	2-3	1-3	1-3	0-2	0-1	0
びまん新皮質型	1-3	1-3	1-3	2-3	3-4	2-4	2-4	2-3	1-3	0-2

Ⅸ: 第 9 脳神経，Ⅹ: 第 10 脳神経

イメージ解析ソフトを用いた定量評価による病理学的検討では，DLB において併存する AD 病理の有無によらず，視覚連合野で一次視覚野に比べて有意に強いレビー病理が出現しており，FDG-PET 画像の後頭葉糖代謝低下にレビー病理が関与している可能性が示された[27]．これらの知見をふまえると，従来後頭葉には他部位と比較してレビー病理が乏しいことが報告されていたが，後頭葉にレビー病理が出現すること自体が DLB に特異的な所見であり，さらに視覚連合野を中継点とした二次視覚伝導路にレビー病理が多く認められることは，DLB の視覚認知障害にレビー病理が関与していることを示唆している．

C DLB の病理診断基準

DLB の第 3 回国際ワークショップでは，脳幹，前脳基底核/辺縁系，大脳新皮質の脳内部位別にレビー病理についての半定量的評価法が採用され，α-シヌクレインに対する免疫染色を用いることが推奨されている．これに基づいて，レビー病理の分布と病変の程度を考慮して，脳幹型，移行型（辺縁型），新皮質型（びまん型）に分類されている（表1）．

一方，第 1 回国際ワークショップ以降，DLB と PDD の臨床・病理学的異同，AD の扁桃核に α-シヌクレイン陽性レビー小体が高頻度に認められること，明らかな臨床症状のみられない偶発的レビー小体を有する症例の存在などの知見が蓄積され，臨床症状と病理所見をどのように結び付けるかに関心が向けられた．このような背景から，第 3 回国際ワークショップでは，DLB 臨床症候群を呈する病理学的背景に対して Likelihood の概念が導入された[4]．すなわち，レビー病理の脳内分布と AD 病理の程度を考慮し，DLB 臨床症候群を呈する病理所見を，

Ⅷ. 病態・病理

表2 ● DLB の臨床症候群を呈する病理学的背景（文献 4 から作成）

		アルツハイマー病理		
		NIA Low (NFT Braak 0-Ⅱ)	NIA Intermediate (NFT Braak Ⅲ-Ⅳ)	NIA High (NFT Braak Ⅴ-Ⅵ)
レビー病理	脳幹型	Low	Low	Low
	移行型（辺縁型）	High	Intermediate	Low
	新皮質型	High	High	Intermediate

NIA：NIA-RI 診断基準[35]，High：High-likelihood，Intermediate：Intermediate-likelihood，Low：Low-likelihood

High-likelihood，Intermediate-likelihood，Low-likelihood に分類する方法である（表2）．この病理診断基準は，レビー病理の脳内分布が広範囲になるにつれてDLB 臨床症候群（DLB らしさ）を呈する一方，AD 病理の程度が強くなれば，DLB らしさが目立たなくなることを意味している．

これまでに，この Likelihood の概念を適応した前方視的な臨床・病理学的研究は少ない．本邦の久山町疫学研究における剖検例を用いた研究では，High- あるいは Intermediate-likelihood が DLB の病理学的背景であると報告されている[28]．Mayo Clinic における臨床・病理学的研究では，DLB の臨床症状について標準化された方法を用いて縦断的に評価し，生前の臨床診断が DLB あるいは AD であった76 例の病理学的背景について報告している[29]．その結果，probable DLB の多くが，病理学的に新皮質型で NFT Braak ステージⅢ-Ⅴを示し，病理診断基準が適用可能であるが，一部改定の必要性が指摘されている．

D PD Braak ステージと臨床症状

レビー病理の進展過程を示す PD Braak ステージでは[30]，延髄の迷走神経背側核からレビー病理が出現し（ステージⅠ），脳幹部を上行性に橋被蓋（ステージⅡ），黒質（ステージⅢ）を経由して大脳辺縁系，新皮質へ至る．また，迷走神経背側核と同時期から嗅球の前嗅核にレビー病理が出現する（ステージⅠ）．この進展過程は PD を想定して作成されており，黒質のドパミン神経細胞脱落が 50％に達してパーキンソニズムを呈する時期が PD の発症に相当し（ステージⅣ），大脳辺縁系，新皮質への進展に伴って，認知機能障害や幻覚などの精神症状が出現すると考えられている（ステージⅤ-Ⅵ）．図4は，PD Braak ステージと各臨床症状との関係を示した．しかし，レビー病理が脳幹部から大脳へ上行する PD Braak

D PD Braak ステージと臨床症状

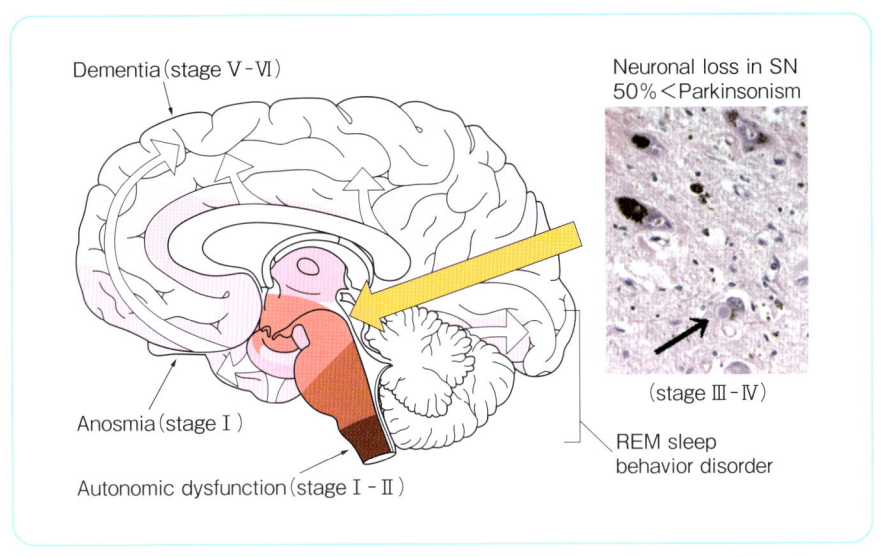

図4● PD Braak ステージと各臨床症状（Braak H. et al. Neurobiol Aging. 2003[30]より）

　ステージの進展過程がPDおよびPDDに相当するのに対し，DLBではレビー病理が大脳優位に脳幹部に広がる異なった進展過程の可能性が示されている[31]．
　近年，PDとDLBの早期診断の観点から，発症の前駆症状に関心が高まり，嗅覚異常，便秘などの自律神経症状，RBDなどが注目されており，病理学的進展様式の解明は前駆症状を考える上で重要である．PD/DLBの前駆状態と考えられる特発性RBD患者の剖検例では，現在まで2例が偶発的レビー小体（incidental Lewy body disease：iLBD）を示したことが報告され[32,33]，今後さらなる検討が必要である．最近の縦断的臨床・病理研究によると，生前にパーキンソニズムや認知機能障害を認めない剖検例において，iLBDが，嗅覚異常，便秘，抑うつの頻度に相関することが明らかになっている．また，PD Braakステージは脳内レビー病理の進展様式を示している一方で，脳外レビー病理については言及されていない．近年，PD/PDDと同様にDLBにおいても心臓交感神経，副腎髄質，皮膚真皮内にレビー病理を認め，これらの部位で比較的早期にレビー病理が出現することが明らかにされている[6]．DLBの早期診断のために，MIBG心筋シンチグラフィーによって検索可能な心臓交感神経障害も含め，全身におけるレビー病理の進展様式の解明が期待される．

Ⅷ. 病態・病理

E 加齢性変化および他の神経変性疾患のレビー病理

　レビー小体などのレビー病理は，AD病理であるNFTやSPとともに高齢者剖検脳に認められる加齢性病理変化の1つである．Mayo Clinicの疫学縦断研究において，パーキンソニズム，認知症，神経変性疾患を認めなかった235例の剖検脳を用いた検討で，34例（14.5%）にα-シヌクレイン陽性レビー病理を認め，加齢とともにその頻度が増加することが明らかとなった[34]．その分布様式は，脳幹部に病変が限局する上行型，脳幹部・皮質に病変を認めるびまん型とその両者の中間である中間型の3群に分類された．脳幹部病変の程度は，びまん型，中間型，上行型の順序で強かった．しかし，びまん型のいずれの症例も新皮質型DLBの病理診断基準を満たさなかった．一方，上行型は，脳幹型DLBの基準を満たしていた．つまり，これらのDLBの臨床症候群を呈していない症例は，病理診断基準を満たさないか，あるいはLow-likelihoodに分類されることになり，Likelihoodの概念を支持していた．また，進行性核上性麻痺（290例），皮質基底核変性症（50例），ピック病（13例），多系統萎縮症（37例），ユビキチン封入体を伴う前頭側頭葉変性症（49例）の様々な神経変性疾患においても，レビー病理の出現頻度と病変分布について同様の検討を行った[35]．その結果，各疾患の8〜12%にα-シヌクレイン陽性レビー病理の出現を認め，加齢に伴いその頻度は増大した．これらの病変分布と程度は前述の34例と類似していた．

　一方，NIA-RI診断基準[36]のHigh-likelihoodを満たすAD 347例を同様に検討すると，149例（43%）にレビー病理を認め，87例（25%）がDLBの病理診断基準の3亜型に分類された[37]．脳幹型（3例）よりも移行型（32例），新皮質型（52例）の基準を満たす症例が多数認められたことは，レビー病理がAD病理に関連が深いことを示唆している[38]．

F アミロイド沈着とDLB/PDDとの関係

　DLB 29例とPDD 28例の剖検例について，臨床・病理学的検討が報告されている[39]．DLB群とPDD群の間でレビー病理とNFTの程度に有意差を認めなかった一方，Consortium to Establish a Registry for Alzheimer's Disease（CERAD）分類を用いた大脳内アミロイド沈着の程度に相違があることが明らかとなった．PDD群では57%がアミロイド沈着を認めないか，scarceに分類されたのに対して，DLB群の87%がmoderateあるいはabundantに分類された．また，アミロイド沈着の程度が軽度である程，認知症発症前のパーキンソニズムの期間が長期

F アミロイド沈着と DLB/PDD との関係

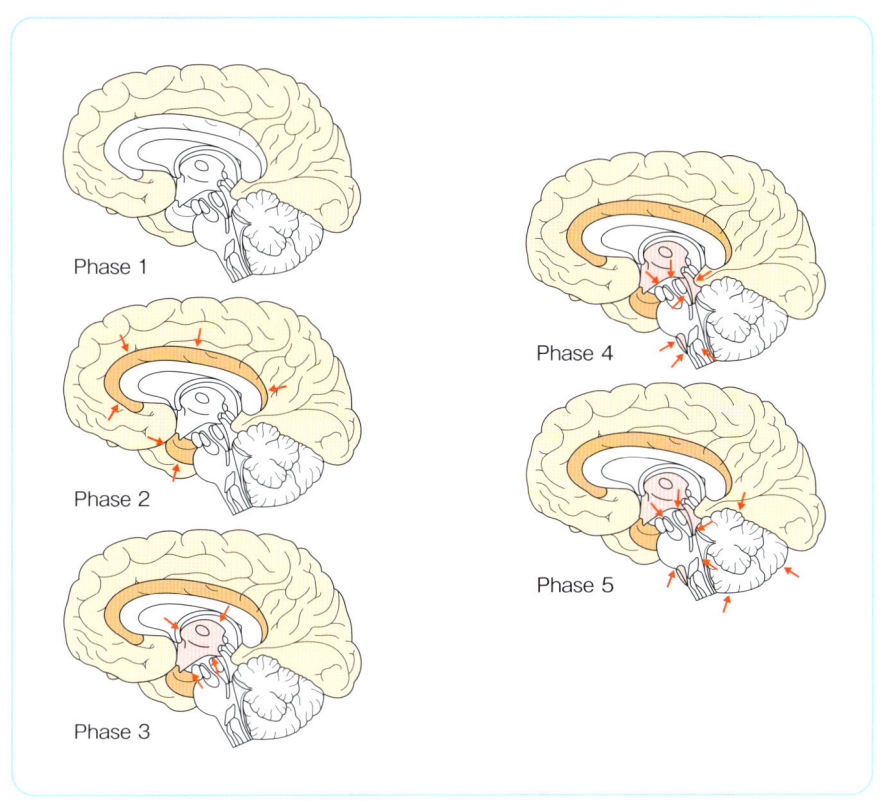

図5●アミロイド沈着の脳内進展様式
(Thal DR, et al. Neurology, 2002[41])から抜粋)

になることを報告した.
　近年標準化された BrainNet Europe (BNE) Consortium の評価方法を用いた筆者らによる臨床・病理学的検討では, 13例の PDD と 17例の DLB の剖検脳を用いて, アミロイド沈着の脳内分布と臨床症状の関係が比較検討された[40]. BNE による脳内アミロイド沈着は, Thal ら[41]の報告をもとに0からVの6ステージに分類され, 一定の進展様式があることが示されている. すなわち, ステージ I ではアミロイド沈着が新皮質に限局し, ステージ II では辺縁系皮質, ステージ III では間脳, ステージ IV では脳幹部, ステージ V で小脳に広がる (図5). PDD の3例ではアミロイド沈着を認めなかったが, その他の症例で diffuse SP を中心としたアミロイド沈着が様々な程度で脳内に分布していた. BNE ステージの中央値は,

VIII. 病態・病理

DLB 群が PDD 群よりも有意に高値であった．領域別の検討では，中脳で DLB 群の 71%，PDD 群の 15% にアミロイド沈着を認めた．小脳では，DLB 群の 24% にアミロイド沈着を認めた一方，PDD 群では全くアミロイド沈着を認めなかった．このように，DLB 群は PDD 群に比較して脳幹部・小脳におけるアミロイド沈着の程度が高く，脳内アミロイド沈着の総量が多いことを反映していると考えられた．また，アミロイド沈着の脳内分布と DLB/PDD の関係を検討するため，BNE ステージ別に，パーキンソニズムと認知機能障害のいずれの先行症状の頻度が高いかについて比較を行った．ステージ 0 では，先行症状はすべてパーキンソニズムで PDD に相当したが，BNE ステージの進行に伴い徐々に認知機能障害の頻度が高くなり，ステージ V では全例で認知機能障害が先行し，DLB に相当した．これらの結果は，DLB か PDD かを決定する過程で，脳内アミロイド沈着が関与している可能性を示唆している．

以下に，DLB と PDD の臨床亜型の相違を生じる原因について考察する[42,43]．PDD は PD と比較して，大脳皮質のレビー病理が広範囲に及び，レビー病理が認知機能障害と関連していることが報告されている．さらに，大脳皮質のアミロイド沈着の量と辺縁系皮質における α-シヌクレインの量は，PD に比較して PDD で有意に多く，アミロイドと α-シヌクレインの蓄積量の間に相関関係があると報告されている[44]．また，大脳皮質のアミロイド沈着のうち diffuse SP が特に α-シヌクレインの蓄積に関与することが報告されている[45]．これらの結果は，アミロイド沈着が認められる症例では，大脳皮質における α-シヌクレインの蓄積量が増大するという促進効果に関する既報告を支持している[46]．一方，PDD と DLB を含めたレビー小体病における臨床・病理学的検討によって，生前の UPDRS 運動スコアと黒質の神経細胞脱落の程度が相関することが報告されている[20]．つまり，PDD と DLB のどちらにおいても，パーキンソニズムの発現は黒質ドパミン神経細胞の脱落が進行して症状を呈する閾値に達したことを意味すると考えられる．PDD では黒質ドパミン神経細胞の脱落がパーキンソニズムを呈する閾値に達した後に認知機能障害をきたすのに対し，DLB では閾値に達する前に認知機能障害をきたすと考えられる．PD では病期を通じて脳内アミロイド沈着は少なく，大脳皮質へのレビー病理の広がりが限定されるのに対して，PDD では，黒質ドパミン神経細胞の脱落がパーキンソニズムを呈する閾値に達した後に大脳皮質にアミロイド沈着が生じ，レビー病理が進行して認知機能障害をきたすことが推察される（図6）．一方，DLB では，黒質ドパミン神経細胞の脱落が閾値に達する前

F アミロイド沈着と DLB/PDD との関係

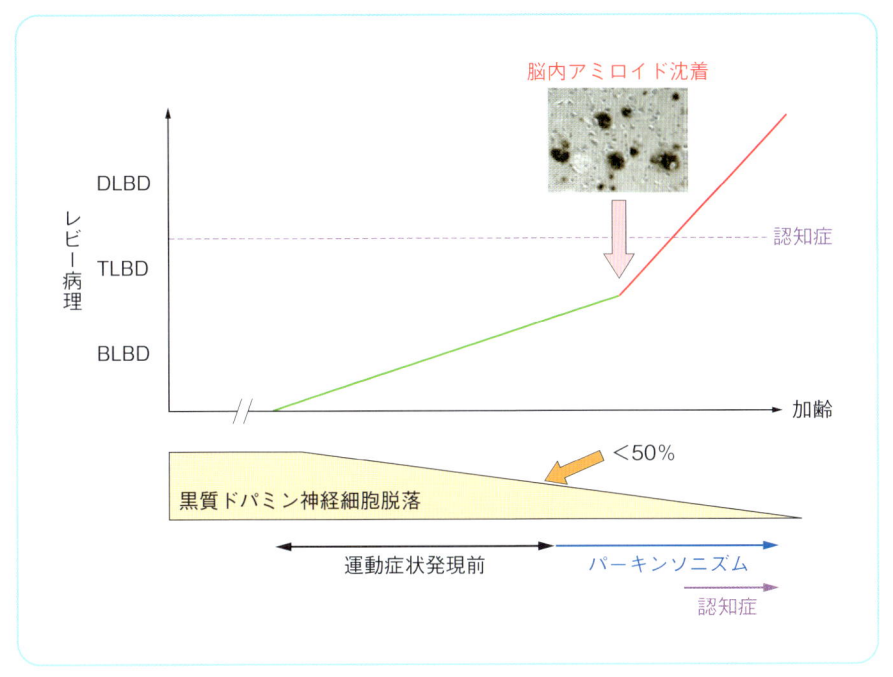

図6● PDD の病理学的背景

に大脳皮質にアミロイド沈着が生じ，レビー病理が促進されて認知機能障害をきたすと考えられる（図7）．すなわち，発症前のレビー病理の広がりの多様性に加えて，アミロイド沈着の有無により病変の進展が修飾されることにより，DLB と PDD の臨床亜型の相違が生じるものと推定される．近年のレビー小体病患者の20年以上に及ぶ臨床・病理学的縦断研究では，レビー小体病を PD/PDD/DLB の3亜型に分類すると，脳内アミロイド沈着とレビー病理の脳内の分布に相違があることが示されている．PD 亜型では，若年発症で臨床経過が長期に及び，末期に認知機能障害を呈し，病理学的には PD Braak ステージに合致するレビー病理の脳内進展様式を示した．PDD 亜型では，高齢発症で罹病期間が短く，中期に認知機能障害を呈し，一部で SP を中心とした AD 病理を伴っていた．DLB 亜型は，罹病期間が最も短く，初期から認知機能障害を呈し，ほとんどで大脳皮質の強いレビー病理とともに AD 病理を伴っていた．これらの臨床・病理亜型は，加齢によってアミロイド沈着を生じる事実を考え合わせると整合性があると考えられる．

Ⅷ. 病態・病理

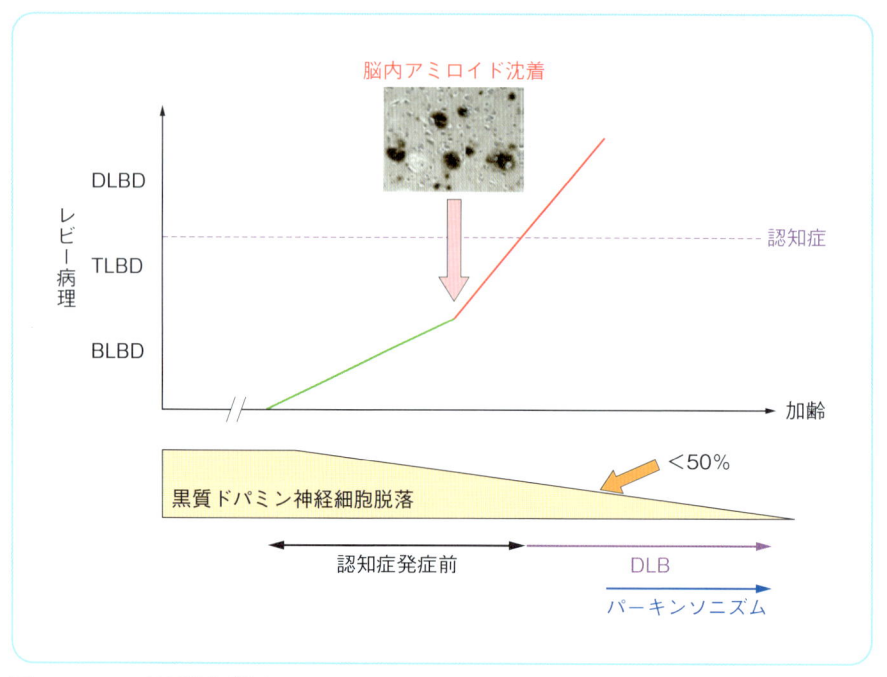

図7 ● DLB の病理学的背景

　Kosaka らが，当初 AD 病理の有無により DLB の臨床亜型を分類したように[2,3,13]，DLB のみならず PD/PDD を含めたレビー小体病の臨床経過を規定する上で，レビー病理とともに AD 病理，とくに脳内アミロイド沈着は重要な役割を担っていると考えられる．病理学的には PD/PDD/DLB は連続性を有し，レビー小体病と捉えることが妥当であるといえる．

G DLB の前駆状態と病理学的背景

　PD/PDD/DLB をレビー小体病の臨床・病理学的概念で捉えた場合，前駆状態における病理学的背景は共通すると考えられる．PD における前駆状態の知見は蓄積されてきているが，DLB においても同様の前駆症状を呈することが徐々に明らかになってきている．偶発的レビー病理を有する症例においても嗅覚異常，便秘，RBD を認めることは，PD/DLB の前駆状態が重複している事実と整合性がある．「前駆状態と早期診断」の章において記述したが，様々な臨床経過を呈する DLB を柔軟に診断し，とくに早期診断する上で，病理学的背景の理解は重要と考

えられる．

文献
1) McKeith IG, Galasko D, Kosaka K, et al. Consensus guidelines for the clinical and pathological diagnosis of dementia with Lewy bodies. Neurology. 1996; 47: 1113-24.
2) Kosaka K, Yoshimura M, Ikeda K, et al. Diffuse type of Lewy body disease. A progressive dementia with numerous cortical Lewy bodies and senile changes of various degree. A new disease? Clin Neuropathol. 1984; 3: 185-92.
3) Kosaka K. Diffuse Lewy body disease in Japan. J Neurol. 1990; 237: 197-204.
4) McKeith IG, Dickson DW, Lowe J, et al. Diagnosis and management of dementia with Lewy bodies: third report of the DLB Consortium. Neurology. 2005; 65: 1863-72.
5) Spillantini MG, Schmidt ML, Lee VMY, et al. Alpha-synuclein in Lewy bodies. Nature. 1997; 388: 839-40.
6) 村山繁雄．加齢におけるパーキンソン病関連病理の発現：高齢者連続剖検例を用いた全身病理検討．in：パーキンソン病 病理学，自律神経系研究の進歩．東京：中外医学社；2004. p.34-45.
7) Katsuse O, Iseki E, Marui W, et al. Developmental stages of cortical Lewy bodies and their relation to axonal transport blockage in brains of patients with dementia with Lewy bodies. J Neurol Sci. 2003; 211: 29-35.
8) Dickson DW, Ruan D, Crystal H, et al. Hippocampal degeneration differences diffuse Lewy body disease (DLBD) from Alzheimer's disease: light and electron microscopic immunohistochemistry of CA2-3 neurites specific to DLBD. Neurology. 1991; 41: 1402-9.
9) Iseki E, Marui W, Kosaka K, et al. Degenerative terminals of the perforant pathway are human α-synuclein-immunoreactive in the hippocampus of patients with diffuse Lewy body disease. Neurosci Lett. 1998; 258: 81-4.
10) Saito Y, Kawashima A, Ruberu NN, et al. Accummulation of phosphorylated α-synuclein in aging human brain. J Neuropathol Exp Neurol. 2003; 62: 644-54.
11) Hansen L, Salmon D, Galasko D, et al. The Lewy body variant of Alzheimr's disease: a clinical and pathologic entity. Neurology. 1990; 40: 1-8.
12) Iseki E, Li F, Kosaka K. Close relationship between spongiform change and ubiqutin-positive granular structures in diffuse Lewy body disease. J Neurol Sci. 1997; 146: 53-7.
13) 井関栄三，丸井和美．レビー小体病：神経病理学的再評価．神経の進歩．2004；48：399-408.
14) Marui W, Iseki E, Kato M, et al. Pathological entity of dementia with Lewy bodies and its differentiation from Alzheimer's disease. Acta Neuropathol. 2004; 108: 121-8.
15) Iseki E, Marui M, Kosaka K, et al. Frequent coexistence of Lewy bodies and neurofibrillary tangles in the same neurons of patients with diffuse Lewy body disease. Neurosci Lett. 1999; 265: 9-12.
16) Dickson DW, Crystal H, Mattiace LA, et al. Diffuse Lewy body disease: light and electron microscopic immune-cytochemistry of senile plaques. Acta Neuropathol. 1989; 78: 572-84.

17) Yamamoto R, Iseki E, Murayama N, et al. Investigation of Lewy pathology in the visual pathway of brains of dementia with Lewy bodies. J Neurol Sci. 2006; 246: 95-101.
18) Yamamoto R, Iseki E, Murayama N, et al. Correlation in Lewy pathology between the claustrum and visual areas in brains of dementia with Lewy bodies. Neurosci Lett. 2007; 415: 219-24.
19) Iseki E, Kato M, Marui W, et al. A neuropathological study of the disturbance of the nigro-amygdaloid connections in brains from patients with dementia with Lewy bodies. J Neurol Sci. 2001; 185: 129-34.
20) Greffard S, Verny M, Bonnet AM, et al. Motor score of the Unified Parkinson Disease Rating Scale as a good predictor of Lewy body-associated neuronal loss in the substantia nigra. Arch Neurol. 2006; 63: 584-8.
21) 立花直子. レム睡眠行動異常症の歴史的展開とその病態生理. Brain and Nerve. 2009; 61: 558-68.
22) Fujishiro H, Frigerio R, Burnett M, et al. Cardiac sympathetic denervation correlates with clinical and pathologic stages of Parkinson's disease. Mov Disord. 2008; 23: 1085-92.
23) Orimo S, Uchihara T, Nakamura A, et al. Axonal alpha-synuclein aggregates herald centripetal degeneration of cardiac sympathetic nerve in Parkinson's disease. Brain. 2008; 131: 642-50.
24) Beach TG, Adler CH, Dugger BN, et al. Submandibular gland biopsy for the diagnosis of Parkinson disease. J Neuropathol Exp Neurol. 2013; 72: 130-6.
25) Shannon KM, Keshavarzian A, Mutlu E, et al. Alpha-synuclein in colonic submucosa in early untreated Parkinson's disease. Mov Disord. 2012; 27: 709-15.
26) Tsopelas C, Stewart R, Savva GM, et al. Neuropathological correlates of late-life depression in older people. Br J Psychiatry. 2011; 198: 109-14.
27) Kasanuki K, Iseki E, Fujishiro H, et al. Neuropathological investigation of the hypometabolic regions on positron emission tomography with [^{18}F] fluorodeoxyglucose in patients with dementia with Lewy bodies. J Neurol Sci. 2012; 314: 111-9.
28) Fujimi K, Sasaki K, Noda K, et al. Clinicopathological outline of dementia with Lewy bodies applying the revised criteria: The Hisayama study. Brain Pathol. 2008; 18: 317-25.
29) Fujishiro H, Ferman TJ, Boeve BF, et al. Validation of the neuropathologic criteria of the third consortium for dementia with Lewy bodies for prospectively diagnosed cases. J Neuropathol Exp Neurol. 2008; 67: 649-56.
30) Braak H, Del Tredici K, Rüb U, et al. Staging of brain pathology related to sporadic Parkinson's disease. Neurobiol Aging. 2003; 24: 197-211.
31) Yamamoto R, Iseki E, Marui W, et al. Non-uniformity in the regional pattern of Lewy pathology in brains of dementia with Lewy bodies. Neuropathology. 2006; 25: 188-94.
32) Uchiyama M, Isse K, Tanaka K, et al. Incidental Lewy body disease in a patient with REM sleep behavior disorder. Neurology. 1995; 45: 709-12.
33) Boeve BF, Dickson DW, Olson EJ, et al. Insights into REM sleep behavior disorder pathophysiology in brainstem-predominant Lewy body disease. Sleep Medicine. 2007; 8: 60-4.
34) Frigerio R, Fujishiro H, Ahn TB, et al. Incidental Lewy body disease: Do some

cases represent preclinical dementia with Lewy bodies? Neurobiol Aging. 2011; 32: 857-63.
35) Fujishiro H, Ahn TB, Frigerio R, et al. Incidental Lewy bodies in various neurodegenerative disorder. Mov Disord. 2008; 23 (Suppl. 1): S30.
36) Consensus recommendations for the postmortem diagnosis of Alzheimer's disease. The National Institute on Aging, and Reagan Institute Working Group on Diagnostic Criteria for the Neuropathological Assessment of Alzheimer's Disease. Neurobiol Aging. 1997; 18: S1-2.
37) Uchikado H, Lin WL, Delucia MW, et al. Alzheimer disease with amygdala Lewy bodies: a distinct form of α-synucleinopathy. J Neuropathol Exp Neurol. 2006; 65: 685-97.
38) Dickson DW, Uchikado H, Fujishiro H, et al. Evidence in favor of Braak staging of Parkinson's disease. Mov Disord. 2010; 25 (S1): S78-82.
39) Ballard C, Ziabreva I, Perry R, et al. Differences in neuropathologic characteristics across the Lewy body dementia spectrum. Neurology. 2006; 67: 1931-4.
40) Fujishiro H, Iseki E, Higashi S, et al. Distribution of cerebral amyloid deposition and its relevance to clinical phenotype in Lewy body dementia. Neurosci Lett. 2010; 486: 19-23.
41) Thal DR, Rüb U, Orantes M, et al. Phase of A beta-deposition in the human brain and its relevance for the development of AD. Neurology. 2002; 58: 1791-800.
42) 藤城弘樹, 井関栄三. レビー小体型認知症の神経病理. 老年精神医学雑誌. 2011; 22: 139-46.
43) 藤城弘樹, 千葉悠平, 井関栄三. レビー小体型認知症の分類・病期と診断. 老年精神医学雑誌. 2011; 22: 1297-307.
44) Dickson DW, Fujishiro H, Orr C, et al. Neuropathology of non-motor features of Parkinson disease. Parkinsonism Relat Disord. 2009; Suppl. 3: S1-5.
45) Lashley T, Holton JL, Gray E, et al. Cortical alpha-synuclein load is associated with amyloid-beta plaque burden in a subset of Parkinson's disease patients. Acta Neuropathol. 2008; 115: 417-25.
46) Pletnikova O, West N, Lee MK, et al. Abeta deposition is associated with enhanced cortical alpha-synuclein lesions in Lewy body diseases. Neurobiol Aging. 2005; 26: 1183-92.

〔藤城弘樹, 井関栄三〕

索 引

あ行

アパシー	118
アポリポ蛋白E	16
アミロイドイメージング	103
アミロイド沈着	160
洗い出し率	105
アルツハイマー型認知症	1
安静時振戦	27
移行型レビー小体病	5, 157
意識障害	29
一次視覚野	152
1年ルール	73
ウェクスラー記憶検査	80
ウェクスラー成人知能検査	80
運動療法	137
エピソード記憶	78
嚥下障害	39
オランザピン	119
音楽療法	134

か行

介護ストレス	138
回想法	131
改訂長谷川式認知症スケール	78
改訂版病理診断基準	7
改訂版臨床診断基準	7
海綿状変化	149
家族介護者	138
家族性発症	15
家族への心理教育・介入	138
寡動	27
カニッツァの錯視	83
カプグラ症状	25, 52
ガランタミン	116
環境調整	141, 143
鑑別診断	59
漢方薬	121
記憶障害	20
嗅覚異常	37, 48, 164
嗅球	158
起立性低血圧	30, 126
筋固縮	27
近時記憶障害	78
偶発的レビー小体	155, 159
クエチアピン	120
繰り返される転倒	29
グルコセレブロシダーゼ1遺伝子	16
クロナゼパム	123
芸術療法	132
軽度認知障害	89, 147
幻覚	30
言語性IQ	91
言語性記憶	91
幻視	22, 81, 118, 139
幻視への心理的介入	140
幻聴	30
健忘型軽度認知障害	89
交感神経系発汗反応	111
交感神経脱神経	105
構成障害	20
抗精神病薬に対する過敏性	29

169

索　引

高炭酸換気応答検査	110
後頭葉糖代謝低下	156
抗認知症薬	118
5角形模写課題	84
黒質	156
小阪憲司	3
誤認	25
孤発性発症	15
コラージュ療法	133
コリンエステラーゼ阻害薬	115, 150, 151
根本的薬物療法	113

さ行

錯視	25
視覚性記憶	91
視覚伝導路	100
視覚認知障害	151
視覚連合野	152
時間領域解析	109
視空間障害	20
示唆症状	28, 47
支持症状	29
姿勢反射障害	27
シタロプラム	120
実行機能障害	20
失神	29
実態的意識性	25
嫉妬妄想	30
シナプス後ドパミンイメージング	101
シナプス前ドパミントランスポーター	101
シヌクレイノパチー	53
周波数領域解析	109
主観的輪郭	83

常染色体優性遺伝	15
小動物幻視	23
自律神経症状	29
心筋シンチグラフィー	104
神経原線維変化	2, 150
振戦	27
心臓交感神経	155
心臓/縦隔比	105
心拍変動解析	109
人物幻視	22
人物誤認	25
心理・社会的要因	139
睡眠障害国際分類第2版	51
睡眠ポリグラフ検査	51
性機能障害	125
性差	13
青斑核	156
せん妄	48
ゾニサミド	125

た行

第1回国際ワークショップ	1
第3回国際ワークショップ	1
体感幻覚	30
対症的薬物療法	113
大脳型レビー小体病	5
多重重複	16
注意障害	20, 78
中核症状	21, 47
重複記憶錯誤	25, 52
鉄沈着	97
動作時振戦	27
時計描画課題	84
ドネペジル	116
ドパミンD2受容体	153
ドパミントランスポーター	63

索 引

ドパミントランスポーター SPECT　63

な行

日中の過度の眠気　123
尿失禁　30
認知機能障害　20
認知機能の動揺　22, 81, 143
認知症　13
認知症を伴うパーキンソン病　7
認知心理学　77
脳 FDG-PET　63
脳 SPECT　63
脳外レビー病理　159
脳幹型レビー小体　5, 148, 153, 157
ノルトリプチリン　122

は行

パーキンソニズム　26, 89, 124, 142, 162
パーキンソン症候群　14
パーキンソン病　1
パーソンセンタードケア　135, 136
排尿障害　126
場所誤認　25
発汗機能評価　111
発症年齢　13
発症頻度　13
バルサルバ手技　110
パレイドリア　82
パロキセチン　122
非運動症状　58
被害妄想　30
非健忘型軽度認知障害　89
皮質型レビー小体　148
美術療法　132

非生物幻視　23
必須症状　20
非定型抗精神病薬　119
びまん型レビー小体病　5, 157
びまん性レビー小体病　1, 3
非薬物療法　113
病識　140
病理診断基準　4
プラミペキソール　122
平均死亡年齢　39
平均罹病期間　39
辺縁型レビー小体病　157
変形視　25
変性性神経疾患　54
ベンダーゲシュタルトテスト　84
便秘　30, 164
歩行障害　27

ま行

マイネルト基底核　148
マネージメント　113
幻の同居人　25, 52
メマンチン　117
妄想　30
妄想性誤認症候群　25, 52, 155
モダフィニール　123

や行

薬物療法　113
抑うつ　31, 48, 118
抑肝散　121

ら行

ラメルテオン　121
リアリティ・オリエンテーション　134

171

索引

リスクファクター	64
リスペリドン	119
リバスチグミン	116
リハビリテーション	137
臨床経過	
前駆期	37
初期	38
中期	38
後期	39
臨床診断基準	4
臨床・病理学的亜型	20
レビー小体	2
レビー小体型認知症	1, 53
純粋型	149
通常型	6, 149
AD 型	6
レビー小体病	1, 7
レビー神経突起	149
レビー病理	100, 147
レボドパ	121
レム睡眠行動障害	28
老人斑	2, 149

A

α-シヌクレイン	15, 155
AD（Alzheimer's disease）	1
AD 病理	2, 6, 100
aMCI（amnestic MCI）	89
ApoE	104

B

BGT（Bender Gestalt test）	84
BPSD（behavioral and psychological symptoms of dementia）	117, 131, 141

C

CDLB criteria（the consortium on DLB clinical criteria）	71
CERAD（consortium to establish a registry for Alzheimer's disease）	160
COGNISTAT（neurobehavioral cognitive status examination）	
日本語版	79, 90
CT	97

D

DAT イメージング	103
DLB（dementia with Lewy bodies）→レビー小体型認知症	
DLBD（diffuse Lewy body disease）→びまん性レビー小体病	
DLB 臨床症候群	157
DSM-5（the diagnostic and statistical manual of mental disorders, fifth edition）	71

E

ECD-SPECT	98

F

FDG-PET	98
Friedrich Heinrich Lewy	3

G

GBA1 遺伝子	16
GBA（glucocerebrosidase）	16

索 引

H

HDS-R（Hasegawa dementia scale-revised） 78
Hoehn-Yahr 分類 50

I・J

IMP-SPECT 98
JART（Japanese adult reading test） 90

L

LBD（Lewy body disease） 1, 7
Lewy neurite 149
Likelihood 158

M

MAPT H1 104
MCI（mild cognitive impairment）→軽度認知障害
MIBG 心筋シンチグラフィー 63
mild NCDLB 72
MMSE（mini-mental state examination） 78
MRI 97

N

NCD（neurocognitive disorder） 71
NCDLB（neurocognitive disorder with Lewy bodies） 71, 147
neurotransmitter 101
NFT Braak ステージ 156
NIA-RI 診断基準 160
NMDA 受容体拮抗薬 115

non-aMCI 89
NPI（neuropsychiatric inventory） 50, 82

P

PD Braak 仮説 153
PD Braak ステージ 150
PD（Parkinson's disease） 1
PDD（Parkinson's disease with dementia） 7
[11C] PIB 104
possible DLB 4
possible major NCDLB 73
probable DLB 4
probable major NCDLB 73

R

RBD（rapid-eye-movement sleep behavior disorder） 28

S・T

SNCA 遺伝子変異 15
TH（tyrosine hydroxylase） 154

U

unspecified mild NCD 72
UPDRS 運動スコア 50, 124, 162

W

WAIS-Ⅲ（Wechsler adult intelligence scale-third edition） 80, 90
WMS-R（Wechsler memory scale-revised） 80, 90

173

レビー小体型認知症 ―臨床と病態―　ⓒ

発　行	2014年7月1日　1版1刷
	2015年7月10日　1版2刷

編著者　井　関　栄　三

発行者　株式会社　　中外医学社
　　　　代表取締役　青　木　　　滋

　〒162-0805　東京都新宿区矢来町62
　　電　　話　03-3268-2701(代)
　　振替口座　00190-1-98814番

印刷・製本　三報社印刷（株）　　　　　　〈MS・YI〉
ISBN 978-4-498-12966-5　　　　　　　Printed in Japan

JCOPY　＜(社)出版者著作権管理機構　委託出版物＞

本書の無断複写は著作権法上での例外を除き禁じられています．複写される場合は，そのつど事前に，(社)出版者著作権管理機構（電話 03-3513-6969，FAX 03-3513-6979，e-mail: info@jcopy.or.jp）の許諾を得てください．